U0273488

八卦
医学史
②

烧伤超人
阿宝（宁方刚）◎ 著

海峡出版发行集团 | 鹭江出版社
THE STRAITS PUBLISHING & DISTRIBUTING GROUP | LUJIANG PUBLISHING HOUSE

2017年·厦门

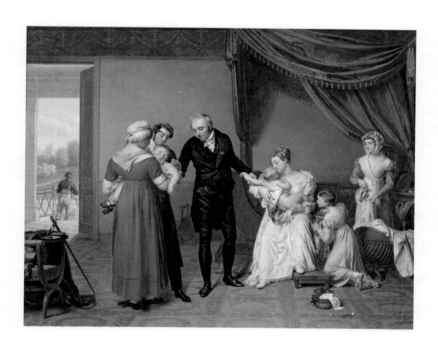

《接种牛痘》

龚斯当·约瑟夫·德博德，1822 年，油画

杜埃，查尔斯修道院博物馆

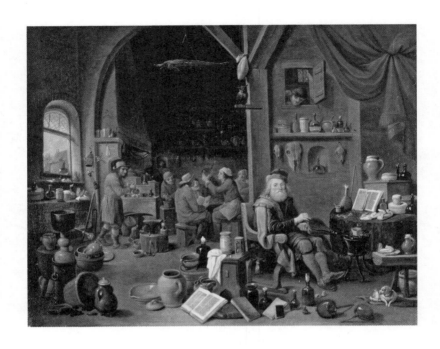

《配药室中的炼金术士》
大卫·德尼埃（二世）
18~19 世纪，油画

亚眠庇卡底博物馆

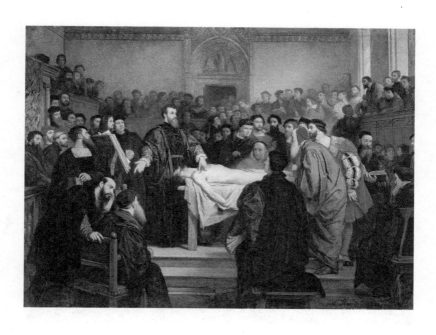

1546年安德烈·维萨尔在帕多瓦

艾德华·约翰·哈曼

马赛美术博物馆

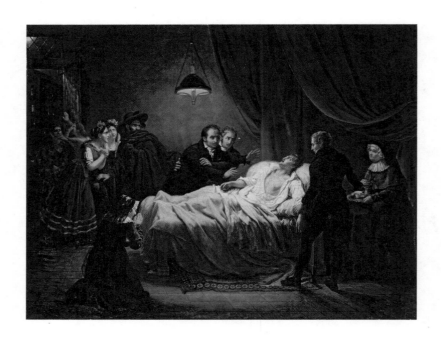

《马裁之死》
亨利·奥古斯特·塞鲁尔
19 世纪，油画

康布雷美术博物馆

　　作品表现的是 1821 年巴塞罗那一个年轻医生马裁之死。马裁死于黄热病。当时正在发生黄热病瘟疫，马裁研究这种瘟疫。马裁体现了为医学而献身的精神，以及接触疾病的研究人员和医生所冒的风险。

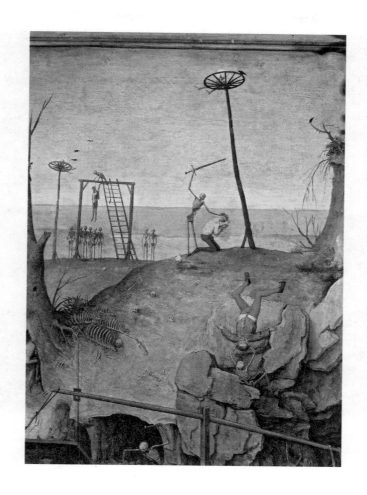

《死亡的胜利》局部
皮特·布雷哲尔
1562 年，壁板油画

马德里普拉多博物馆

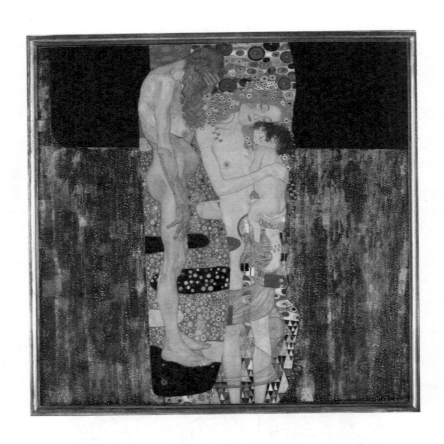

《生命的三个年龄》
古斯塔夫·克里姆特
1905 年

罗马，现代艺术博物馆

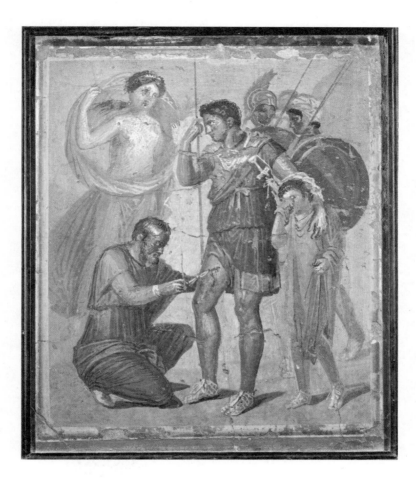

《受伤并接受治疗的艾尼阿斯》
意大利，公元 1 世纪，壁画

那不勒斯考古博物馆

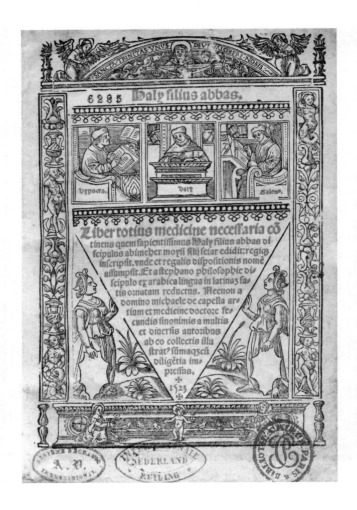

《医术全书》中表现希波克拉底、盖仑和阿维森纳的插图

法国，1523 年

巴黎大学医学和牙科联合图书馆

自序 | 我行医生涯的三次流泪

有一次，和实习的小学弟聊天，他对现在医生的执业环境充满担忧，对前途充满迷茫。他问我："师兄，你对现在的生活满意吗？你想过离开这个行业吗？"

我说："你见我哭过吗？"

学弟说："没有，我觉得你挺乐天派的。"

我说："那好吧，让乐天派的师兄给你讲几个我哭的故事。听完后，也许你就会对医生这个工作有更充分的认识，并找到自己坚持下去的理由。"

第一次流泪

几年前，我曾经救治过一个中年患者，他是救火英雄，在火场被烧伤。患者先是被送到当地医院就诊，但治疗效果不理想，病情迅速恶化，患者带着呼吸机滴着升压药转到我们医院。领导点名让我负责救治。

这个患者的情况非常糟糕，早期植的皮基本都没活，全身到处都是没有皮肤保护的裸露感染创面。患者入院时已经心脏衰竭、呼吸衰竭、肾功能衰竭。患者痰液里、血液里、创面上均培养出两种对当时临床可获得的全部抗生素均耐药的超级细菌。

自从接手这个病人，我就基本住在科里了，只是偶尔回家换换衣服。儿子生病住院，我匆匆去看一眼然后赶紧回医院，儿子当时拉着我的手哭着不让我走。好在他爷爷奶奶都在，家里倒不用我操心。

我就这样守在患者床边，人盯人严防死守地抢救了整整31天。

你知道什么叫危重吗？危重的意思就是：你翻遍所有的文献和教材，最后发现大家只有一个共识——这种情况很严重。

你知道怎么治疗危重病人吗？就是人盯人地严防死守；就是全副武装不眨眼地站在患者面前，用你全部的知识和智慧，不停地挡住死神不断伸出的镰刀；就是把你的心放在油锅里不断地煎熬，熬到你无悲无喜，熬到你灵台清明，熬到你终于看到那根架在两座悬崖中间的细若发丝的钢丝，然后想办法挽扶着患者在狂风暴雨中走过去而不失去平衡。

我曾经距离成功很近很近，但最终还是失败了。31天时间，我使出了自己全部的力气，用尽了我全部的智慧，批郤导窾，闪展腾挪，然而，我失败了。

直到今天，我依然能记清楚他每一个病情变化，记清楚他每一个化验结果，记清楚我每一个处理措施。我依然记得，最后接近成功时那功亏一篑的挫败和绝望。

患者去世后，家属没有任何意见，患者的孩子跪在地上给我磕了三个响头对我表示谢意。

当他们把遗体接走后，我一个人呆呆地坐在监护室，望着那张空空荡荡的床，筋疲力尽、心力交瘁。31 天，患者一直在昏迷中没有醒来，然而在冥冥中，我总觉得我们是亲密无间的战友，是同生共死的兄弟。

我的导师过来，拍拍我的肩膀，说："不要难过，你做得很好。"

我低下头，双手掩面，泪如雨下。

第二次流泪

某年，我接诊了一个从外地转来的危重患者。患者身世很可怜，从小没有父亲，由母亲抚养长大，孩子长大后倒也争气，自己开了一个小工厂，不想工厂爆炸，孩子全身大面积烧伤。患者伤后在当地医院就诊，因为有严重吸入性损伤，病情一直极不稳定，全身多脏器衰竭，尤以呼吸衰竭为重，完全靠呼吸机维持呼吸。

大面积烧伤患者一般要求早期去除坏死皮肤，以微粒皮植皮等办法修复创面。但患者由于病情极其危重，难以耐受手术，手术一直没有进行。随着时间的推移，患者全身坏死，皮肤开始出现严重感染，导致病情一步步恶化。抱着一线希望，家属联系了我们，我亲自带救护车，患者吹着呼吸机被接到积水潭医院。

这段转运的过程极其凶险，患者进入我们重症监护病房不到30分钟即心跳停止，经过紧急抢救，患者的心脏才终于恢复了跳动。时至今日，我想起此事依然后怕不已，如果这种情况发生在转运途中，以救护车上有限的设备条件，患者极可能救不过来。

患者的病情非常严重，我得和患者的母亲进行一次深入的谈话。结果我刚一开口，患者的母亲一摆手拦住了我："医生，你不要说了，你要说的那些话我已经听医生说了无数遍。情况我了解，救不活我不怨你们，但只要有一丝希望，就请你们尽最大努力。费用你不用担心，大不了我把房子卖了。我就这么一个儿子，他残废了，我养着他；他死了，我也不活了。"

我无言以对。

患者当时的情况已经极其危险。患者要想有一丝活下去的机会，就必须立即手术，将患者坏死皮肤去除并妥善覆盖。但是，这个手术损伤非常大，而患者当时已经奄奄一息，随时有死亡的可能。

不做手术，必死无疑，但在患者这种身体条件下做这么大的手术，手术过程会极为凶险，极有可能出现医生最怕碰到的局面：患者死在手术台上。医生为什么怕，看看湘潭事件就知道了。

即使患者勉强在手术台上活下来，手术本身对患者也是一个极大的打击，手术后患者病情会在已经极其危重的情况下进一步恶化。患者已经在死亡的边缘上，再恶化下去，极有可能就是死亡。

当然，最幸运的结果，是患者能在医生全力以赴的救治下，顽强扛过手术的打击。在去除全身大部分坏死皮肤并妥善覆盖后，在滑向死亡的深渊之前，达到那个病情的转折点，并最终得以存活。

我问患者的母亲："赌不赌？"

患者的母亲说："我赌，我相信你。"

我说："那我陪你赌。"

手术结束了，患者历经千难万险终于从手术室活着回到病房。但是，和预期的一样，此后患者全身脏器功能快速恶化，心肺肾都已经衰竭，完全靠机器和药物在生死线上挣扎。

那段时间，我像红了眼的赌徒一样，24 小时守在患者身边，操纵着最尖端的各种抢救仪器设备，和死神进行疯狂的搏斗，一次次把患者从死亡线上拉了回来。

我的每一个判断，我的每一个操作，我的每一个医嘱，都可能决定患者的生死。这时候的医生，就是守在生死线上的天使，就是挡在死神面前的勇士。

但是，患者情况依然无法阻挡地不断恶化。某一天的午夜 2 点钟，患者的血氧饱和度缓慢却难以阻止地降到了 85% 以下。85% 是一个重要的关口，再降下去，患者的脏器就无法维持最低限度的氧供应，而此时，患者的呼吸机已经被我用到了极限，无论如何调整都没有办法改善了。

我坐在监护室的椅子上，一遍遍反复检讨我的治疗方案，最后我确信：我已经没有办法了。

我默默拿出一张死亡证明书，将患者全部信息填写完毕，只留下死亡时间一项空白。

当我放下这张死亡证明书的时候，突然听到护士喊："宁医生，患者血氧开始回升了。"

我抬起头，看到监护仪上的数字在缓慢而趋势明确地上升，87，90，92。

患者的血压开始稳定，尿量开始增加。

我苦苦等待的转折点到来了。在距离死亡无限近的地方，死神的镰刀已经碰到了患者的咽喉，但最终擦着咽喉而过。

我们，赌赢了。

剩下的，已经难不倒我了。

患者终于恢复神智，拔掉气管套管，脱离危险，转到了普通病房。

母子相聚，抱头痛哭。

我悄悄地跑到一个无人的角落，擦掉了眼中的泪水。

很多人问我："做医生你后悔吗？"

不后悔！

纵然前路坎坷，有怨，却无悔！

第三次流泪

这个故事中的患者是一个私企的员工。这个员工跟着现在的老板打天下二十几年，据说跟老板的感情很深，也深得老板信任。在企业的一次事故中，员工全身大面积烧伤，烧伤面积超过体表总面积的 90%。

患者被送到医院后，老板和家属流着泪求我一定要全力抢救，不惜一切代价，用最好的设备最好的药物，不要怕花钱。

我在保证患者会得到最好救治的同时，也向他们详细讲解了病情：这种程度的烧伤死亡率很高，即使在最好的烧伤中心，依然会有很多患者抢救失败。而且，大面积烧伤患者的抢救，是个很漫长的过程，花费也非常高。

大面积烧伤救治的关键是修复创面，但由于患者烧伤面积太大，可用于植皮的自体皮肤极其有限，患者需要经过几次甚至十几次的手术，才能将绝大部分创面消灭，令患者脱离危险。这一修复创面的过程，需要时间。

而在患者大部分创面被消灭之前，患者会始终处在危重的状态。而且，随着患者体力的耗竭，细菌耐药性的增加，以及感染导致的多个脏器持续的损伤，患者病情不仅难以好转，甚至在某段时间内还会不断恶化。

某种程度上，大面积烧伤患者的抢救就是抢时间，一方面我们要想方设法维持患者脏器功能和全身状况，一方面要尽可能快地修复创面。如果修复的速度赶不上恶化的速度，那患者就会死亡。

在单位领导和家属表示充分理解后，我们就投入了紧张的抢救工作中。病人病情危重，抢救很快变成了一场旷日持久的苦战。

在我们全力抢救的同时，随着时间的推移和花费的不断增加，患者老板和家属的心态开始逐渐发生变化，对治疗的态度由积极转为消极，渐渐开始拖欠治疗费用，态度也越来越差。

其实这种情况我早有预料。私企与国企不同，国企碰到这种事情，一般会不惜一切代价抢救患者，而私企老板，则往往有不同的想法。当最初的慌乱逐渐过去，随着抢救费用的不断攀升，成功看似遥遥无期，原本决心积极抢救的老板心态逐渐发生变化。

从经济的角度看，其实患者活下来对老板是一个最糟糕的结果，大面积烧伤患者往往会有严重残疾。患者活下来，意味着他的老板不仅要支付巨额的抢救费用，还要负担患者后期整形以及生活的费用。对老板来说，最经济的结果其实是患者早点死掉，他把省下来的钱补偿给家属了结这件事情。

老板的这种心态完全可以理解，只要家属强烈要求积极救治，老板一般也不敢不配合。但是，如果家属也有了同样的心思，就很麻烦了。对某些家属来说，用后半生时间照顾一个残疾的亲人，还不如放弃治疗获得巨额赔偿。

但是，有些人是想当婊子还一定要立好牌坊。有了这种心思，他们也不会直接提出放弃治疗，而是通过各种方式来给抢救设置障碍，其中最常见的就是拖欠费用和制造冲突。

当老板不想继续花钱，而家属也态度暧昧的时候，医院和患者家属的沟通就会变得异常艰难。

曾有几位蹲在办公室里为医改献计献策的专家坚定地认为：公立医院出现纠纷完全是因为医院服务意识差，和家属沟通不够充分。

这种人，就是 24K 的纯脑残，每当想到这些人竟然是中国医改的智囊团，我就对医改的前途充满绝望。

很多时候，不是沟通不够充分，而是人性经不起考验。

很多人以为医生是一群呆呆傻傻的人，这纯属误解。医生每天面对各种悲欢离合，观看各种人性表演，对这心思和把戏，真的是一眼看得门儿清。

但是，看得门儿清又能如何，也只能想方设法地和对方进行沟通，争取对方的配合。

患者欠费数额不断增加，在被迫进行的一次约谈中，老板和家属终于撕破脸皮。患者的老板对我大声斥责和辱骂，而家属则坐在一边沉默不语，丝毫没有阻止的意思，只是偶尔伸手去抹一下那根本不存在的眼泪。

"钱钱钱，你们就知道要钱，花了这么多钱，病情却越来越重，你们是一帮什么医生，我看你们就是一群兽医！"

"我是做生意的，花了钱你就得给我货，我把钱给你们，你们能保证把人交给我们吗？不能保证，那人死了你们给退钱吗？不给退？你们凭什么不给退？"

"现在你们这些医生还有医德吗？你以为我不知道你们医院有多黑吗？医生的天职是救死扶伤你懂吗？你们这帮黑医生，都钻到钱眼里了，你们算什么医生？！"

"还找我们要钱？我要去告你们！我要去找记者，找报社，去告你们这群兽医！"

旁边的护工实在听不下去了："你们这帮人讲点良心，宁医生都快一个星期没回家了，天天在这里守着你们这个病人！"

"守着怎么啦？他是医生，他守着是应该的。再说，他舍不得让病人死，不就是为了挣钱吗？"

我实在听不下去了，我死死咬着后槽牙，控制住自己想狠狠抽他一顿嘴巴的冲动，匆匆结束了这次谈话。

回到监护病房，我望着躺在床上的尚在昏迷中的患者，两眼含泪。

患者就那么静静地躺在床上，身边的监护仪上闪烁着一排排的数据，所有这些数据，都在我的意料之中。

当你抢救一个患者很长时间，你就会和他有很深的感情，你会不由自主地把他当成是与你并肩作战的战友和兄弟。

兄弟，我知道，你现在很艰难；我知道，你在全力以赴地和病魔做不屈不挠的斗争；我知道，外面发生的这一切，你毫不知情。

人生，好比一场黑色幽默。

你鞍前马后地追随了几十年的老板，现在要放弃你；你相濡以沫几十年的妻子，现在要放弃你。

而现在最想让你活下去的，却是你素昧平生的医生，而你，甚至还不知道我是谁，不知道我长什么模样。

我知道，他们这么做，其实是在等我的一句话，等我告诉他们：患者成功希望渺茫，建议放弃治疗。然后，他们就可以结束这一切，只等在你的葬礼上流几滴眼泪，了却你们这辈子的情分。

但是，这话我偏偏不能说，因为，你真的还有希望；因为，你来到了全世界最好的烧伤科；因为，我有很大的把握让你活下来，而且，让你将来能生活自理，过上有质量的生活。

你的老板可以放弃你，你的家人可以放弃你，你的朋友可以放弃你，但我，却不能放弃你。

因为，我是医生，你是患者。

因为，只要有一线希望，医生就不能放弃患者。

因为，自从我穿上这身白衣，我就为今天发生的一切写下了答案。

16 岁那年，当我迈进医学院的第一天，我就和一群和我一样满怀憧憬和热血的少年，举起右手，许下了自己一生的誓言：

"健康所系，性命相托。"

当我步入神圣的医学学府的时刻，谨庄严宣誓：

"我志愿献身医学，热爱祖国，忠于人民，恪守医德，尊师守纪，刻苦钻研，孜孜不倦，精益求精，全面发展。

"我决心竭尽全力除人类之病痛，助健康之完美，维护医术的圣洁和荣誉。救死扶伤，不辞艰辛，执着追求，为祖国医药卫生事业的发展和人类身心健康奋斗终生！"

护士走过来，问我："宁医生，病人欠费过十万了，到底怎么办啊？"

我淡淡地回答："该咋治咋治，明天我再和家属谈。"

继续努力和疾病战斗吧，我的兄弟。外面的一切，交给我。

当你最终痊愈的时候，我绝不会把今天发生的一切告诉你，你依然会有一个对你感情深厚的老板，一个结发情深的妻子。当然，也许会有一个黄世仁般不断追着他们要钱的无良主治医生。

后面发生的事情，请原谅我不想再记述了，因为我实在不想回忆，不想回忆那一次次的屈辱和伤心，不想回忆那人性的丑陋和阴暗。

多少次，被家属气得躲在无人的地方掉泪，接到护士的电话，又赶紧擦干眼泪去继续抢救。

好在，一切终于结束了。当患者终于脱离危险后，老板又变成了感情深厚的老板，妻子又变成了结发情深的妻子。

根据我的意见，患者脱离危险后直接转回当地医院进行后期康复治疗。对方同意了，大家都不愿意再忍受这种尴尬的气氛。

患者被接走的那天，他的老板和妻子来到我的办公室，给我带来些土特产，向我表示歉意和谢意。

我礼貌而坚决地拒绝了："救死扶伤是我的本职工作，支付费用是你们的义务。我救活了病人，你们结清了费用，咱们两不相欠，你们不用谢我。"

也许有人觉得我小气，不够大度。但是，我实在大度不起来。

在战场上，你最痛恨的是什么？

不是敌人，而是叛徒。

你们，本该是和我并肩与病魔作战的战友。

你们有权利放弃，有权利撤退，有权利投降，我都不怪你们。

但你们没有权利背叛，没有权利在我和敌人苦苦战斗努力支撑的时候，在背后对着你们的战友狠狠插上一刀。

我没有权利惩罚你们，但我有权利不原谅。

病人走后，我脱下白衣，走出科室，走出医院，走到医院后门外的西海边，坐在岸上，万种委屈涌上心头，泪如雨下。

烧伤超人阿宝

推荐序一 | 我与阿宝二三事

阿宝是我的挚友，诤友，因为常互喂狗粮，总有粉丝说我和他是好基友。

认识阿宝是一段颇有戏剧性的故事。2015 年年中，股灾，闲来无事的我在微信朋友圈看到了某知名记者的一篇文章——《记者不可欺》，瞬间有种不可名状的愤怒，愤怒于医疗圈如此欺负同行。为了去骂首恶元凶阿宝，我打开了尘封一年多为抢优惠券而注册的微博，去看看这个阿宝到底有何等能耐，竟然欺负到我们记者头上。

越看越不对劲，我发现，并非阿宝之错，而是他痛斥了个别虚假新闻对医疗界的危害。

2015 年 6 月 20 日，我第一次通过微博私信联系了阿宝，我写了一长段话表达自己的感受，身为大 V 的他淡淡地回了俩字："同意。"

我开始根据自己 13 年的记者经验连续写了系列分析文章。阿宝看后赞誉道："以你的才华，一定会很快成为大 V 的。"我客气地回了两句，梦中含笑一夜。

阿宝表面上装作坚强，暗地里也是个普通人而已。因为指责缝肛门事件和走廊医生事件当事记者造谣，他以诽谤罪被起诉。阿宝写了一篇雄文《光荣被告》，表达战斗到底的决心之余，也心烦意乱。我问闹心什么，他说手头管的患者太多，总去法庭就没时间做手术了，院里很难找到替班。如果真坐牢了，倒也心情舒爽、一了百了。

幸而官司很快结束，阿宝赢了。

那时，我对他并无太多好感，觉得他只是一个爱写文的医生而已。

2015 年 11 月 9 日，我乘飞机赴京参加双十一报道，临行联系了阿宝想见一面，他欣然应邀，然而我在飞机上突发急性肠梗阻，开启了一段轰动医疗圈的急救门事件。在我剧痛难忍却始终无法确诊，叫天不应叫地不灵的时候，阿宝得知消息找到了我，安排转院。凌晨手术，切下了我 0.8 米的小肠，也拯救了我危在旦夕的生命。

手术同意书上的字，是他签的。

几天过后，他来医院看我，那时我插着满肚管子，留下了难得的照片。又过了几天，他也住院了，回家乡前我坐着轮椅又去看他。刚到病房门口，就听到阿宝的妻子在哭："你就不能忍着点？家属骂你，碰你两下你就非得还手吗？"阿宝怒回："你老公天生就是被人骂，天生被人打的吗？"

侃谈几句我支撑不住，留下慰问红包离开。

12 月，伤口刚全部拆线，我又去北京见阿宝，喝了半斤白酒。我喝酒，他喝白开水。在我看来的救命之恩，在他心中只是小事而已。

回忆如秋日里片片坠落的叶子，在空气中扑朔洒落，阳光在落叶的缝隙中偶尔钻出来，有时晃得人睁不开眼睛，但又把记忆片段衬成了暖暖的金黄色。

其实我一直怀念那年的阿宝，他散发出的才华，搭配着矮胖的身材，总不是电视剧里的才貌双全，但气场之强盛，溢彩流光，刹那间惊艳众人。

而现在，我已被迫习惯。

敢怒敢言又才华横溢，加上犀利辛辣的文笔，令阿宝在医疗圈有非同一般的人气。

一位朋友在自己的微信朋友圈这样描述阿宝第一次进入一个医生群后群内的反应："宛如教主张无忌走上光明顶，宛如大侠乔峰走进聚贤庄。"

除了是一个优秀的医生和医疗界意见领袖，阿宝还是一位科普作家。

阿宝的第一本科普书名叫《八卦医学史》，从历史到医学，阿宝游刃有余信手拈来，既严谨科学又风趣幽默，令我欲罢不能一口气读完。

这本书的销量，让很多专业作家都羡慕不已。我问阿宝写了多久，他很欠抽地耸耸肩膀："三四个月吧，业余时间写着玩儿的。"

文如其人，阿宝的书，值得一读。

辽宁广播电视台制片人、主持人 张洋

@一个有点理想的记者

推荐序二 | 八卦之外，再多一卦

先自我八卦一下，我是阿宝的姐，身形圆润自不待言，出身卑微同出一辙，都是不知名医学院的苦出身，但都襟怀坦荡，挂在嘴边不避讳，对最初接受的五年医学训练心怀感激。

作为姐，当然装出一本正经的严肃样，不过，八卦的心还是蠢蠢欲动的。

阿宝的八卦，灵动得很，不蠢不笨，是健康的八卦，智慧的八卦，八卦界的翘楚。这不是自卖自夸自家兄弟，八卦着实有益身心，科学家辛苦研究，终得正果——八卦聊天，减压去焦虑。

回头看我来时的路，或许要怪当年八卦太少，压力和焦虑无计可消除，眉头心头浓得化不开，选择走为上，没有坚持初心，做一个悬壶济世的大夫。

我曾短期做过妇产科大夫的一家小医院，作风严谨，医德高尚。为了保证每次进手术室洗手的彻底和洁净度，进手术室前要用手指在培养皿里抹一下，之后如果病人术后伤口感染，培养出来的细菌和大夫手上培养出来的一个样，那奖金就都要给病人了。

虽说此举不尽科学合理，但至少在细节上督促大夫们一丝不苟，确实降低了术后感染率。

产妇疼起来时，大夫不仅要各种处理和抚慰，还要握住产妇的手，任产妇抓捏。病人家属给的"利是"，就是红包，断然是谢绝的，只有红鸡蛋还是允许的。

阿宝工作的医院是大医院，为了姐弟情谊的小船不要翻，他不得不被我使唤过，两回。一回是帮我去看望住院的大学同学，一回是我的研究生做实验伤着手了，找他清创缝合。其他的时候，小船就那样飘啊飘，知道船在那里，人在那里，就是不烦扰。

八卦一下阿宝做大夫的样子，温和严谨，眉眼间还有点小小的羞涩，瘦个三十斤，完全可以塞进韩剧里做大夫，并无网上嬉笑怒骂皆文章的金刚怒目。手术台前的阿宝和网上的阿宝，是一块玉石的两面，只有身临其境，才看得清这块玉石的拙朴和隽秀。

八卦在阿宝，就是浪漫的琐碎主义，在故纸堆里不厌其烦地考证，在新世相中行云流水地行走。读他的八卦，不是和史实在拉锯，而是和阿宝本人在聊闲天，聊着聊着，一个眉清目秀、上下五千年的阿宝，栩栩如生起来，你和他一起，成了一个个故事的幕后推手，甚至罪魁祸首。

我欠着出版社的债好几个年头了，总之就是下不了笔，既没完美度，也没完成度。对于这种无可救药，阿宝是鄙夷的，只是没说出来，不动声色地砸两本出来，我除了写个序，就只能暗下决心，要写一部正史来压住这八卦的风头，有个姐的风范。

中国农业大学副教授、博士生导师　朱毅

目 录 | CONTENTS

拜伦之死与放血疗法

最初和大诗人拜伦男爵亲密接触，是在读大学一年级的时候，和很多大一男生一样，我那时候有两个重要任务：一个是通过英语四、六级考试，一个是追女孩子。聪明如我，找到了一个将两件事完美结合起来的办法：背诵英文情诗。

说起中文情诗高手，肯定少不了赫赫有名的大情圣柳永，而说起英文情诗高手，同为情圣的乔治·戈登·拜伦男爵则当仁不让。柳七公子的"执手相看泪眼，竟无语凝噎"，与拜伦男爵的"When we two parted / In silence and tears"简直是形神兼似，互为瑜亮。

等后来有机会读了伦哥的传记，才知道伦哥的人生是如此彪悍，如此奇葩。不仅他很奇葩，他的整个家族历史都非常奇葩。

拜伦家族的爵位来自查理一世期间，查理一世为了打内战，给支持他的军官和贵族大肆封赏了不少爵位，拜伦一世就是其中一个滥竽充数走狗屎运被封了男爵的军官。

拜伦一世没什么本事，却娶了一个漂亮老婆，而这个漂亮老婆后来成了查理二世的情妇，拜伦家族就靠这个完成了发家史。

拜伦一世没有子女，只好把这个爵位传给了他的弟弟，而大诗人拜伦六世，就是他弟弟这一支的后裔。拜伦能够继承爵位，其原因非常狗血。

拜伦的伯祖父，也就是拜伦五世，有个外号叫"邪恶的拜伦"，是个人渣中的人渣，杀人放火，无恶不作。他人渣到什么程度呢？他先是杀了自己的亲弟弟，原因仅仅是弟弟觉得自己家庄园里的野兽比他家多。然后他又当着老婆的面杀了一个车夫，老婆受不了刺激和他断绝了关系，跑回娘家去了。最后他唯一的儿子也受不了他，带着一个姑娘私奔了，而那个姑娘是他儿子的堂妹，真是老子英雄儿好汉。

儿子的出走让拜伦五世备受打击，他发誓宁可败光家业也绝不留给儿子。在他即将实现自己败光家业的宏伟目标之际，他儿子死了。拜伦五世终于幡然悔悟，悬崖勒马，准备好好培养自己的孙子，没想到孙子也在战场上被炮弹炸死了。这样一来拜伦五世就绝后了，这个爵位就传到了我们可爱的伦哥头上。

为什么爵位落到我们伦哥头上而没落到伦哥他爹头上呢？

伦哥他爹也是一个极品渣男，一辈子吃喝嫖赌无恶不作，尤其善于勾引良家妇女。伦哥他妈本来也是家财万贯的贵族，伦哥他爹把伦哥他妈泡到手之后，花天酒地败光家业，把他们娘儿俩往贫民窟一扔，继续出去骗财骗色。总算老天有眼，他爹35岁就死于非命。伦哥后来说他爹是自觉罪孽深重自杀的，对此我深表怀疑。

伦哥和母亲在贫民窟饥一顿饱一顿度日如年，终于在他10岁的时候时来运转。他伯祖父，也就是拜伦五世死了，律师把继承人一排，伦哥一夜之间成了拜伦男爵六世。

虽然拜伦家族的家业被败得差不多了，但无论如何生活得比贫民好了很多。而男爵的爵位，更是一下让这个贫民窟的孩子成了贵族，让他得到了接受良好教育的机会。伦哥后来成了大名鼎鼎的剑桥大学的学生。

伦哥在剑桥大学读书的时候，他的彪悍气质就已经展露无遗，他生活奢华，负债累累，而且极具叛逆精神。当时大学的校规规定宿舍不让养狗，伦哥就干脆养了一只熊。他把熊放到塔楼左边的屋顶阁楼里喂养，没事还经常上街遛熊。

拜伦继承了他爹的小俊脸和桃花眼，同时继承了母亲时而忧郁时而狂热的精分性格。他虽然瘸了一条腿，但非常热爱运动，身材保持得非常好。以上种种，再加上才华横溢、善于写诗，拜伦和他爹一样，非常有女人缘。

伦哥赢得了整个欧洲女人的芳心，当时欧洲贵妇人传统的必备物品就是拜伦的诗集。这些贵妇人纷纷给拜伦写诗歌、情书，并把自己的秀发剪下来寄赠给他。一位令全伦敦的男人拜倒在石榴裙下的美丽、富有的贵妇人，为了等候拜伦从住所出来，甘愿淋着倾盆大雨在街头站立几个小时。

而他自己，更是百花丛中走，片叶不放过。

拜伦完美地继承了他爹的渣男作风，而且青出于蓝而胜于蓝。很多人称拜伦是个多情种子，其实多情和薄情往往是一枚硬币的两面。拜伦勾引的女人，从贵族太太到面包师的老婆，无所不包，每次追的时候都热情如火、掏心掏肺，追到手之后又很快弃如敝屣，让动了真情的可怜女人寻死觅活地做出各种疯狂的举动。

与他老爹不同的是，拜伦不仅喜欢美女，还喜欢帅哥，是个双性恋。而且他是兔子也吃窝边草，与自己同父异母的姐姐也有一腿。他老婆最后受不了了，离开了他，而他在英国也声名狼藉，最后索性出走意大利。

按照这种趋势，伦哥这辈子最好的结果也就是做一个英国版的柳永，甚至很可能成为人人唾弃的渣男。但是，伦哥最后做出的一个重大选择，彻底改变了自己的历史形象，实现了由渣男到英雄的蜕变。

1821年3月，被土耳其统治了近400年的希腊爆发起义，希腊民族独立战争的大幕就此拉开。1822年1月1日，第一届希腊国民大会宣布希腊独立，成立希腊执行委员会。

1823年年初，在希腊抗土斗争如火如荼之际，一直对希腊文明怀有深厚感情的浪漫主义诗人拜伦放下正在写作的《唐璜》，毅然扬帆前往希腊，他变卖家产，募集军队，参加了希腊志士争取自由独立的武装斗争。1824年4月19日，拜伦逝世于希腊西部的迈索隆吉翁。

拜伦的死，令希腊政府悲痛不已，为他举行了为期三天的哀悼活动。而他优美的诗歌和悲情的死亡更是震动了整个欧洲，让无数人流下了同情的泪水。

一个英国人，毫无利己的动机，把希腊人民的独立事业当作他自己的事业，这是什么精神？这是国际主义精神，这是英国贵族精神，每一个热爱自由的人都要学习这种精神！

拜伦死后，其遗体被泡进一个装满白酒的大桶内，用船运回了英国。不计其数的人前去瞻仰诗人的遗体，以致最后不得不求助于军队来维持秩序。英勇而悲情的死亡令拜伦的声望如日中天，整个欧洲乃至整个世界都为他们的王子哭泣。当时的法国报纸把他视为和拿破仑一样伟大的人。此后，各种支援希腊独立的组织团体纷纷在世界各国成立，美国革命中杰出的老人拉斐特在法国为希腊人民的独立事业奔走宣传，巴伐利亚国王派了几百名官兵去支援希腊。大量的支援物资如潮水般涌向希腊，支援那里在饥饿中抗争的人们。

在汹汹民意的推动下，英、法、俄最终选择了支持希腊独立革命。1827年10月20日，三国舰队联手摧毁了纳瓦里诺湾的土耳其舰队，消息传开后，欧洲人民欢呼雀跃，奔走相告。1829年，希腊终于赢得了独立。

拜伦以生命作为祭品，给希腊独立事业以巨大的推动力。然而，当我搞清楚拜伦的死因以后，却有种哭笑不得的感觉。

拜伦在希腊第一次发病，是 1824 年 2 月 14 日，他突然浑身痉挛，口吐白沫，紧咬牙关，眼球不停地旋转，两分钟后才恢复神志。

拜伦的这种症状，是很典型的癫痫发作，本来只需要静养即可。但是，赶来的希腊医生非要给他放血。拜伦不愿意血管被切开，医生就在他额头上放了一个取血的用具（我猜十有八九是水蛭）。不料，当取血用具取下来之后，血却过了很久才止住，这时候拜伦已经昏了过去。

正常人的血液总量相当于体重的 7%~8%，假定拜伦的体重是70 千克，他的血液总量应该是 4900~5600 毫升。一般情况下，如果 15 分钟内失血少于全血量的 10%，机体可代偿。若快速失血量超过全血量的 20% 左右，即可引起休克。

拜伦如果是因为失血而昏迷的话，保守估计失血量也应该在1000 毫升以上，很可能超过 1500 毫升。

好在这次拜伦大难不死，他卧床三天后终于可以下床了，又经过一段时间的休养，到 2 月底，已经基本康复了。拜伦又开始为革命事业继续操劳。

在 4 月上旬的某一天，拜伦出去骑马时遭遇一阵大雨。回到住处后的两个钟头里，拜伦一直在发抖，出现高烧和关节痛的症状。

有人认为拜伦是得了疟疾，但结合他的病史和临床表现，他的症状更像是在身体比较虚弱的情况下淋雨导致的感冒或者肺炎。但无论疟疾、感冒，还是肺炎，拜伦都是很有希望活下去的，事实上，4月14日，拜伦已经能够下床了，他还要求出去骑马，这个作死的要求被手下人坚决地否决了。

就在拜伦男爵马上要康复的时候，医生来了，而且是两名极其负责任的医生。说实话，如果他们不那么负责任的话，拜伦可能就死不了了。

两位医生坚决建议拜伦放血，在拜伦一再拒绝后，两位医生为了这位英雄的健康没完没了地哭着苦苦哀求，一定要放血，并警告拜伦，如果不放血，疾病可能会损坏他的脑子。

不堪其扰的拜伦最终屈服了，他伸出双臂，对医生说："来吧，我看你们两个不过是屠夫而已。拿了你们要的血，然后滚吧！"

获得同意的两位医生立即为拜伦放了一磅的血。

两个钟头后，因为病情毫无转机，医生又抽了一磅。

一磅是 0.45 千克多一点，正常人的血液比重为 1.050~1.060克/毫升，这两次抽血，大约抽掉了拜伦 900 毫升血。

此后，医生每天又为拜伦放血数次。拜伦无力反抗了，他已经神志不清。

在生命的最后 24 小时，失血性休克的拜伦在床上一动不动。1824 年 4 月 19 日，拜伦去世。他没有死在杀敌的战场上，却死在了两位忠于职守、极富责任感的医生手中。

在那个年代，如果医生不给一个发烧患者放血，就违反了最基本的医学规则。拜伦去世12年后的1836年，一位英国医生写道："一般而言……只要需要，就应该放血；只要身体能够承受，放血就有必要。"

中国人现在把医学分为中医、西医，其实非常不准确。所谓的西医，其实指的是现代医学，而所谓的中医，其实指的是中国的传统医学。如果一定要给中国传统医学找一个对应的概念，那应该是西方的传统医学。事实上，西方传统医学和中医一样博大精深，而放血疗法就是博大精深的西方传统医学绽放了千百年的一朵奇葩。

放血疗法的历史可以追溯到3000年前，早期的人类医学有一个共同的特点，就是对巫术的崇拜，而巫师同时承担了医生的角色。巫医认为疾病是魔鬼附身，认为通过放血可以将魔鬼逐出体外。后来，在古希腊和罗马时期，经过希波克拉底和盖伦等名医的推崇，希波克拉底提出的体液学说，成为放血疗法的理论基础。

希波克拉底认为，疾病不是一个局部现象，而是四体液，即血液、黏液、黑胆汁、黄胆汁平衡的紊乱。放血等疗法可以帮助人体恢复体液的平衡，并使疾病痊愈。

在相当长的时间内，放血疗法是由理发师进行操作的，现在理发店门口红、蓝、白三色的标记，就是这段历史的遗迹，红色代表动脉，蓝色代表静脉，而白色则代表包扎伤口的绷带。

经过一代代医生的不断努力，放血疗法从理论到实践都变得越来越博大精深。天文学和占星术等理论不断被引进放血疗法的理论体系中，医生坚信，放血的时机和部位与星象有着复杂而玄妙的关联。1408 年的放血疗法图标注了身体每个部位与十二宫图之间的关系，放血要根据机体部位对应的星座，选择特定的时间和特定的部位来进行。放血疗法达到了"天人合一"的大圆满境界。

中世纪的一位医生写道："放血可以清醒头脑，增强记忆，清洁肠胃，消除大脑水肿，温暖骨髓，锐化听觉，止住泪水，增强决断力，发展感知力，促进消化，改善嗓音，驱散麻木，赶走焦虑，滋养血液，排出毒素，益寿延年……它既能消除风湿性疾病，又能摆脱瘟疫困扰，还能治愈疼痛、发烧等疾病，甚至能让尿液干净清澈。"

到了 17 世纪和 18 世纪，放血疗法发展到了巅峰。

当时的《百科全书》的"放血"条目称放血是"一种最伟大也最迅速的治疗方法"，"很少有像放血这样得到广泛运用的疗法"。

《医学词典》中则写道："在预防许多急性和慢性疾病上，没有比得到广泛应用的放血更有实效、更为迅速的疗法了。"

而放血的医学理论，也发展得极为精细、玄妙和完备，对不同疾病放血的部位、时间和条件都有极其详细的规定。

放血疗法普及到了何种程度呢？当时很多家庭都有成套的放血工具，和现在的红木家具一样，属于可以代代相传的重要财产。欧洲的很多老年人，每年都会定期放放血，作为一种保健养生手段，和现在很多老头、老太太每年都去医院输液"冲血管"有得一比。19 世纪，医生又对放血疗法进行了改良，水蛭成为常用的放血工具，饲养、贩卖水蛭成了专门的生意，养活了不少人。

看到这里，很多读者可能有点纳闷了：难道欧洲人都是傻子吗？怎么被一个如此愚昧的疗法祸害了千百年而执迷不悟？

其实不然，这种愚昧，在今日之中国依然不罕见。

作为医生，我经常听到这样的疑问："你说某疗法是骗人的，可我用了之后，病就好了，这怎么解释呢？"

当初赵子龙带着阿斗，在曹军中杀个七进七出，靠的是赵子龙的英勇，还是阿斗身上母亲缝制的爱心肚兜呢？

你说肚兜是没用的，可是阿斗穿上母亲亲手缝制的爱心肚兜后，在曹军中七进七出毫发无损，这怎么解释呢？

使用了某种疗法以后，病好了，并不等于该疗法有效。这种疗法，很可能只是阿斗身上的爱心肚兜，而人体本身就有的强大的自我康复能力，可能才是力保幼主的赵子龙。

19 世纪初，一些勇敢而细心的医生，终于开始怀疑放血疗法的效果，并通过科学的方法进行验证。

第一个吃螃蟹的是苏格兰军医亚历山大·汉密尔顿，他把 366 名患病的士兵平均分成三组，三组病人所患疾病的严重程度类似，所接受的治疗也一样，唯一的不同就是其中两组病人不放血，而一

组病人接受传统的放血疗法。结果不放血的两组分别有 2 个和 4 个
病人死亡，而接受放血疗法的那组竟然死了 35 人。这一结果无疑
是对放血疗法的极大打击，但汉密尔顿选择了沉默，没有公开发表
他的研究结果。这个研究直到 1987 年才被人重新发现。他保持沉
默的原因我们不得而知，如果他当时用自己的研究结果去挑战两
千年来根深蒂固的传统观点的话，我估计他会面临狂风暴雨般的攻
击。比如：

"放血疗法和现代医学不是同一个体系，不能用现代医学手
段验证放血疗法。""放血如果无效，几千年来你的祖先是怎么活
下来的？""放血疗法和现代医学各有所长，要互相取长补短而
不能互相否定。""放血疗法的疗效摆在那里，否定放血疗法太偏
激。"……

1840 年，法国医生皮埃尔·路易发表了历时七年对 2000 名病
人的临床观察结果，证明放血疗法不仅无效，还明显提升了病人的
死亡率。这一结果极大动摇了医学界对放血疗法的信心，敲响了放
血疗法的丧钟。此后，越来越多的医生通过严谨的观察和对照，不
断证实放血疗法对患者的伤害远大于可能的帮助。但是，由于传统
观念的强大惯性，放血疗法又坚持了几十年才逐渐退出历史舞台。
直到 19 世纪末 20 世纪初，还有不少医生在坚持使用放血疗法，批
评那些全盘否定放血疗法的人太偏激、太极端。

历史，真的是一面镜子。

梅毒还是肝硬化？——乐圣贝多芬之死

《多情剑客无情剑》里有一段超级精彩的对白。李寻欢和上官金虹较量武功，让上官金虹拿出他兵器谱上排名第二的龙凤金环，而上官金虹称自己七年前手中已经无环，现在是"手中无环，心中却有环"。然后，上官金虹让李寻欢出招，而李寻欢说："我刀上虽无招，心中却有招。"最后，天机老人说："你们不是最牛的，最牛的是手中无环，心中也无环，环即是我，我即是环。"

当年还是一个中学生的我读到这一段，腹诽甚多，总觉得古龙先生过于偷懒，兵器谱排名最高的几位高手对决，结果大家说几句玄而又玄的话就打发过去了，感觉甚不过瘾。什么有环无环有招无招的，听起来太故弄玄虚了。

直到有一天，我读了贝多芬的传记，读到贝多芬在完全耳聋的情况下创作出《第九交响曲》的时候，突然发现，这世上竟然真的有人曾经达到过古龙笔下可比仙佛的"手中无环，心中却有环"，甚至"环即是我，我即是环"的境界。对音乐一窍不通的我忍不住找来《第九交响曲》，听着那时而平缓柔美时而刚劲雄浑的美妙乐曲，想着那命运悲惨却扼住了命运咽喉的一代乐圣和交响乐之王，忍不住潸然泪下。

贝多芬童年不幸，长期被父亲虐待。后来虽然名满天下，却大部分时间生活贫寒。尤其不幸的是，他在 26 岁那年患上耳疾，听力逐渐下降，感觉自己耳朵里嗡嗡作响或者发出嘶嘶声，从 48 岁那年起，贝多芬实际上已经耳聋了。他 57 年的人生，竟有超过一半的时间在耳疾的折磨之下度过。

1819 年以后，贝多芬只能以在谈话本上书写的形式和人交流，这些保留下来的谈话本，成了后人研究贝多芬的重要资料。

失去听力对一位音乐家意味着什么，我们不难想象。然而失去听力的贝多芬，竟然凭借自己的大脑和心灵，创作出了大量惊才绝艳的音乐作品。耳中虽无音乐，心中却有音乐。音乐即是我，我即是音乐。贝多芬真正达到了超凡入圣的境界。

贝多芬认为，《第九交响曲》不是自己创作的巅峰，他认为自己的第十乃至第十一交响曲会更精彩。然而，《第九交响曲》最终成为贝多芬的绝响。1827 年 3 月 26 日，贝多芬的生命走到了尽头，只留下《第十交响曲》的一些草拟主题。

贝多芬耳聋的原因和他的死因，一百多年来一直扑朔迷离，人们对此争论不休。很多人说贝多芬死于先天性梅毒，认为是梅毒导致了他耳聋。近期又有科学家声称，贝多芬的头发和骨骼中的铅含量远远高于正常值，贝多芬应是死于铅中毒，也是铅中毒导致他耳聋。

这两种说法，证据都不够充分。

先说说先天性梅毒。

持这一说法的人，通过研究贝多芬的头骨，认为他明显的鼻梁凹陷和方形头颅都符合先天性梅毒的表现。先天性梅毒患者有20%~30%会在20~30岁之间发生单侧听力缺损，而贝多芬正好是在这个年龄段左侧听力减弱，最后发展到双侧听力减弱。

问题是，凡患有先天性梅毒的孩子，50%会胎死腹中或在新生儿期死亡。存活下来的患者也大多有发育和智力上的障碍。

早期先天性梅毒多表现为早产儿、低出生体重儿或小于胎龄儿，他们的营养、发育均落后于同胎龄儿，易发生皮疹（脓疱疹、脱皮、斑丘疹）、鼻塞、流涕、黄疸、肝脾肿大、脑膜炎，还可能患上间质性肺炎、肾炎、心肌炎、脉络膜视网膜炎等疾病。晚期先天性梅毒则表现为间质性角膜炎、马鞍鼻、哈氏齿、耳聋、智力发育迟缓等。

梅毒引起耳聋，表明梅毒已经发展到晚期。贝多芬最初出现听力障碍的时候是26岁。贝多芬活到了57岁，现在看来寿命并不高，但在当时平均年龄只有40岁的情况下，也算不低。我们很难想象，一个晚期的先天性梅毒患者，在没有有效治疗手段的情况下能活到57岁，而且除了耳聋之外并没有出现其他晚期梅毒症状。

在那个时代，对于梅毒虽然没有有效的治疗办法，但正确诊断还是能做到的，患者得病后也应该会积极主动求医。无论是贝多芬还是他的父母，我们没有找到任何确切的患有梅毒的记载。我们很难想象，身为一个名人，如果贝多芬或者他的父母患有梅毒，他身边的人，包括医生、朋友、同事、亲属，竟然都没有留下丝毫的可靠记录。

更重要的是，耳聋分为神经性耳聋和传导性耳聋，梅毒引起的耳聋属于神经性耳聋。而贝多芬的听力出现问题后，曾在很长时间内使用机械助听器——他用牙咬住木棒的一端，另一端顶在钢琴上来听自己演奏的琴声。这证明贝多芬的耳聋是一种传导性耳聋而非神经性耳聋，其症状不符合梅毒性耳聋的表现。

再说说铅中毒。

我们之前说过，贝多芬的头发和骨骼中的铅含量确实远远高于正常值。有人认为这是贝多芬患有梅毒，长期服用含铅药物治疗梅毒导致的。但这个说法站不住脚，因为那个年代治疗梅毒的主要药物是汞制剂而不是含铅药物，而且也没有切实的证据证明有医生给贝多芬诊断过梅毒。

其实，贝多芬体内铅含量高的原因并不复杂。当时多瑙河周围有大量的工厂，工厂的废水都直接排进河中。现在一般认为，由于工业废水污染了多瑙河的鱼，而贝多芬又很喜欢吃该地段的鱼，因此鱼体内的铅沉积在了他体内。

铅中毒可以解释贝多芬为什么性格狂躁，以及长期受慢性腹泻和腹痛的折磨，但用以解释其为什么耳聋却显得牵强。铅中毒引起的耳聋同样是神经性的，并不符合贝多芬的症状。铅中毒对神经系统的损坏，除了导致耳聋外，还会损伤智力，而贝多芬一直到死都是个天才。

有一种疾病很符合贝多芬耳聋的症状，那就是耳硬化症。

耳硬化症是一种原因不明的疾病，病理上是由于骨迷路原发性局限性骨质吸收，而代以血管丰富的海绵状骨质增生，故称"硬化"。当侵犯卵圆窗时，可引起镫骨固定，失去传音功能，使听力进行性减退。

耳硬化症的发病率与人种有很大关系，白种人发病率高，黑人发病率最低，黄种人的发病率介于两者之间。发病人群以中青年居多。双耳或单耳渐进性听力下降是这种病的主要症状，此外还可有耳鸣、韦氏误听现象（患者在一般环境中分辨语音困难，在嘈杂环境中听辨能力反而提高）、眩晕等表现。

最后我们谈一下贝多芬的直接死因。

1827年3月27日，贝多芬去世第二天，病理学医师华格纳对贝多芬的遗体做了全面解剖，发现他的肝脏明显缩小，坚韧如熟皮革，表面有大小不等的结节。尸检结果非常明确地显示：贝多芬有严重的肝硬化。那么，他为什么会有肝硬化呢？

最常见的肝硬化有两种：乙肝后肝硬化和酒精性肝硬化。

1821 年，贝多芬在写给他人的信件中描述了自己的疾病和病痛症状，首先是"严重的风湿病""身体不舒服"，然后是"黄疸病""腹泻"。其中黄疸持续了整整两个月。因为这次疾病，贝多芬大概疗养了七个月。

上述这些症状，让人很容易联想到急性乙型肝炎。急性乙型肝炎分为黄疸性肝炎和无黄疸性肝炎，急性黄疸性肝炎常伴有非特异低热和关节酸痛甚至关节炎，很容易被误认为是风湿病发作。常见症状还有乏力、食欲减退、厌油腻、恶心、呕吐、腹泻等。贝多芬的症状几乎完全符合。

急性乙型肝炎 85% 可恢复正常，10%~12% 可转变为慢性迁延性肝炎，约 3% 可转变为慢性活动性肝炎，1% 可转变为急性重症型肝炎，而慢性肝炎又往往会发展成肝硬化。

我们完全可以合理地推断：1821 年夏天，贝多芬患上了病毒性肝炎。其中黄疸持续了两个月，疾病迁延不愈，转化成为慢性肝炎并最终发展成肝硬化。

这种推断仍有两点不足：其一是欧洲的急性乙型肝炎感染率并不高，其二是贝多芬的病情进展太快。贝多芬这次发病是在 1821 年，而死亡是在 1827 年，从急性肝炎到慢性肝炎再发展到肝硬化和死亡，6 年时间显得太短了一些。

还有一种可能性是长期饮酒导致的酒精性肝硬化。

如果说贝多芬的人生有什么污点的话，那么嗜酒贪杯无疑是其中之一。贝多芬的父亲是个酒鬼,时常在喝得酩酊大醉后殴打贝多芬,这给贝多芬的童年生活留下了巨大的阴影。但遗憾的是,贝多芬并未吸取父亲的教训,而是步其后尘,成了一个酒鬼。

贝多芬嗜酒到什么程度呢?由一件事可见一斑。

1808年,38岁的贝多芬爱上了自己的学生——18岁的姑娘特蕾莎。春心荡漾的贝多芬为特蕾莎精心谱写了一首温婉柔美的钢琴曲,准备在特蕾莎的父亲举办的宴会上演奏并求婚。然而宴会上的美酒实在太香醇,宴会开始不久,贝多芬竟然喝得酩酊大醉,将求婚的事情抛到九霄云外。

嗜酒误事的贝多芬最终没有抱得美人归,特蕾莎后来嫁给了别人。后人整理这首乐谱的时候,因为贝多芬的字迹实在太潦草,把《致特蕾莎》弄成了《致爱丽丝》,而这首曲子以"爱丽丝"之名流传至今。

酒精性肝硬化是长期大量饮酒导致的,一般于50岁左右出现症状,男女患者比例约为2:1,患者常于60岁前后死亡。贝多芬去世那年57岁,恰好符合这个规律。

回过头来再看贝多芬1821年记载的那次黄疸发作,除了罹患病毒性肝炎外,还有另外一种可能性,就是酒精性肝病的急性发作。酒精性肝病患者在大量饮酒等原因的诱发下,会患上急性肝炎,导致严重肝脏损伤甚至肝功能衰竭,肝细胞大量死亡,肝脏严重纤维化。

　　无论是急性酒精性肝炎还是急性病毒性肝炎，都大大加快了贝多芬的病情进展。

　　在这次黄疸发作 3 年后的 1824 年，贝多芬饮酒后大量呕吐鲜血，这很可能是肝硬化时流向肝脏的门静脉压力过高，导致部分血流经侧枝绕过肝脏回流，胃底食管静脉就是主要侧枝之一，大量血液经此回流，导致静脉迂曲扩张，一旦曲张静脉破裂，就会引起出血。

　　这次出血虽然曾让贝多芬担心，却没有让他戒掉嗜酒的恶习。贝多芬饮酒的习惯一直保持到他去世前。在他临终的日子里，医生已经放弃了救治希望，转而试图缓解他的痛苦。医生知道贝多芬嗜酒，就给他开出了一张用潘趣酒配成的处方。贝多芬到死都在饮酒，也算颇有魏晋名士之风。

　　根据史料记载，贝多芬去世前出现了黄疸、呕吐和大量腹水症状，这都符合肝硬化的表现。1826 年 12 月 20 日，医生为贝多芬实行了腹腔穿刺手术，从腹腔内抽出了 7.7 升腹水。此后几个星期中，医生又先后为他做了三次腹腔穿刺手术，每次均抽出大量腹水。

　　1827 年 3 月 26 日，交响乐之王贝多芬撒手人寰。综合临床资料和尸检结果，我们基本可以确定，贝多芬死于肝硬化和肝功能衰竭。

　　没有被耳聋击败的他，最终被酒精和肝硬化击败了。

　　第十交响何处寻，人间再无贝多芬。

脚气病与日本近代史

1866年，日本大阪城的将军府内，中医和西医吵起来了。

这时候，21岁的日本幕府将军德川家茂，因为严重的脚气病，已经生命垂危，奄奄一息。

很多人可能觉得奇怪：脚气病？脚气也会要命吗？

脚气病和脚气是两码事。

脚气，英文Tinea Pedis，学名足癣，俗称香港脚或脚癣，是由致病性真菌引起的足部皮肤病，具有传染性，但不会致命。

脚气病，英文Beriberi，是维生素B_1（硫胺素）缺乏导致的，可以致命。

维生素B_1缺乏会导致所有脏器出现代谢障碍，其临床主要有两种类型：

一种称为干性脚气病或瘫痪型脚气病，患者出现多发性周围神经炎，引起疼痛和所支配肌肉功能丧失，病变往往由下而上对称发展。患者常由于小腿肌肉瘫痪，导致只能拖曳着足部行走。随着病情进展，患者会出现肌肉瘫痪，最终卧床不起，虚弱得无法进食，最终死亡。

还有一种称为湿性脚气病或者水肿型脚气病，疾病损害心脏，导致心功能衰竭和死亡。患者出现厌食、恶心、呕吐、尿少及周围性水肿。可查见肝大、胸腔积液、腹腔积液和心包积液体征。

脚气病导致的心功能衰竭，中医称为"脚气冲心"，属于危症。

德川家茂是江户幕府第 14 代将军，在那个时期，日本医学还是以中医为主流，但是西医也已经逐渐传入。日本的西医主要从荷兰传入，所以称为兰医；而中医是从中国传入的，所以又称汉医。

面对将军的病情，将军府的中医们都束手无策。这时候，日本近代史上一个有名的兰医出场了，他叫松本良顺。

以松本良顺为代表的西医，强烈建议用西医的方法治疗。这遭到了中医的强烈抵制，他们不仅嗤之以鼻，还认为这属于数典忘祖。

松本良顺 16 岁在兰医学私塾兼佐仓顺天堂的父亲那里学习兰医，25 岁又在日本海军讲习所向荷兰军医学习，属于当时日本罕见的根正苗红的兰医。虽然那时候西医也不怎么发达，但是比中医还是先进不少，代表当时日本最高医学水平的松本良顺对中医很看不上眼。当然，中医对他同样看不上眼。

松本良顺那时候 34 岁，正是血气方刚的年纪。和中医吵着吵着，火气上来了，他一拍桌子："如果兰医治不好脚气病，老子切腹给你们看！"

中医依然不依不饶："将军身体尊贵，你那贱命值多少钱？"

就在这时候，从昏睡中醒来的德川家茂发话了："松本啊，你既然敢以性命相搏，我要是不敢试试兰医，那也太没种了。"

一锤定音，治疗权交到了以松本良顺为代表的西医手里。

可惜，结局很尴尬。

不久后，德川家茂就病死了。

好在德川家茂是个厚道人，临死之前特意嘱咐："不得问责松本良顺。"

身为一个行医多年经历了各种酸甜苦辣的医生，看到德川家茂临死前特意嘱咐不得难为医生这一段，我都感动得有点想哭。

1866年8月29日，幕府将军德川家茂病死，年仅20岁。他死的那一天，德川幕府的重臣胜海舟在日记中只有一句话："德川家，走向了灭亡。"

对于德川家茂，胜海舟给予了相当高的评价："因为过于年轻而被这个时代所玩弄。如果活得久一点，或许会成为一个名留青史的英迈君主。"

德川家茂死得实在不是时候。

当时的日本面对列强叩关侵略引发的民族危机，日本处在两个前途、两种命运大决战的关键时期。以幕府为代表的一方，力图维护传统的幕府统治；内部的开明派同时也积极主张学习西方，以幕府为主导进行改革。而以西南强藩为代表的另一方，则力图推翻幕府统治，以天皇的名义进行全面改革。

那么，哪种模式对于日本前途最有利呢？很明显是后一种。因为日本天皇虽然号称万世一系传承不断，却一直是个摆设，没有实权，实权掌握在幕府手中。

在旧体制下，幕府有巨大的既得利益，仅直属的领地就有800万石收益。幕府主导的改革，很可能和中国的洋务运动一样，虽然能收到一些成效，却无法从根本上改造日本的政治体制。

而天皇长期处于无权状态，改革对其利益损伤不大，甚至有益。日本皇族常年仰幕府鼻息，过惯了穷日子，没有清皇室那种奢靡之风。改革的阻力远没有当时的中国那么大。

在近代史上，中日两国几乎同时开始了自救运动。中国选择了不触动政治体制的洋务运动，而日本则进行了彻底得多的明治维新。中日两国所选的不同道路，其实主要与两个皇室的权力大小有关。中国高度中央集权，清皇族为维护既得利益，坚决不肯搞政治改革。日本天皇由强藩扶持上台，没有独掌大权的能力，得以推行较为彻底的政治改革。

这两种不同的改革路线，决定了中日两国的百年国运，造成了中国近代百年国耻，这是后话。

德川家茂病的时候，幕府和倒幕强藩的争斗正处于白热化状态，幕府对带头倒幕的长州藩发动了第二次征长战，而长州藩也不示弱，与萨摩藩联盟，与幕府军对抗。当时前线的形式对幕府不利，但并非无法支撑，胜负尚难预料。

然而德川家茂在这个时候死了。

德川家茂死亡的消息虽然被幕府严密封锁，但还是很快传到前线。本已经平静的前线局面瞬间大变，征长战以幕府的完败告终。

同时，幕府也被继承人问题搞得焦头烂额。德川家茂临死前指定了继承人，但这个继承人只有三岁，在这种复杂局面下让一个小孩子继承将军的位置，简直是开玩笑。幕府家臣们商量好久，最后选择了后来的末代将军一桥庆喜继位，他改名为德川庆喜。

德川庆喜是一个淡泊名利的人，他本来早就该当将军，但他把位置让给了德川家茂。德川家茂死了，家臣又找他继位，他还是推三阻四。德川庆喜继位后也采取了一些措施，试图维护幕府统治，但最终选择了和平交权，奉还大政于天皇。而倒幕派也没有太难为他，他作为富家翁于 77 岁寿终正寝。

松本良顺最终没有切腹，而是灰溜溜地离开了将军府。不过这事儿也真不能怪他医术不精，在那个年代，医学对脚气病的病因并不了解，也没有有效的治疗方案。

德川家茂为什么会得脚气病呢？

首先要怪日本的饮食传统。

我们在前面讲过，脚气病是由维生素 B_1 缺乏导致的，维生素 B_1 又称硫胺素，可以从食物中摄取。谷类、豆类、坚果类、瘦猪肉及动物内脏等食物是维生素 B_1 的丰富来源。675 年，日本天武天皇颁布了"肉食禁止令",禁食牛、马、犬、猿（猴）、鸡之肉。在佛教教谕和天皇禁令的双重影响下,绝大多数日本"有识之士"索性一刀切,放弃了一切四脚兽类的肉,进入了只吃鱼的半素食时代,而且贵族绝不吃肉,穷人才吃"低贱"的肉。维生素 B_1 在蔬菜、水果和鱼类中含量很低,日本贵族这种半素食的饮食习惯,容易造成维生素 B_1 的缺乏。

而且,日本人有吃生鱼的习惯,某些鲜鱼和甲壳类体内有一种能破坏硫胺素的酶——硫胺素酶。硫胺素酶加热后会失去活性,如果鱼类不加热直接生吃的话,未失去活性的硫胺素酶会破坏食物中的硫胺素,也就是维生素 B_1。

其次要怪德川家茂太有钱。

即使日本有半素食的饮食习惯,即使日本习惯吃生鱼,但脚气病在日本发生率依然极低,而主要的患者,就是德川家茂这样的有钱人。当时江户这地方有钱人多,所以脚气病一度被称为江户病。

原因很简单,维生素 B_1 在大米和麦子、玉米的表皮（米糠、麦麸）之中含量也很丰富。日本绝大部分人吃的糙米中,并不缺乏维生素 B_1。

但德川家茂有钱,他吃的是精米。精米在加工过程中,除了脱壳外,还要用木杵去捣,以去除稻米最外面的薄层,即糠,之后还要在空地上翻扬,利用风力将富含维生素 B_1 的碎糠彻底去除。经过加工的精米,口感和外观都比糙米要好,但维生素 B_1 的含量则大大下降。

但这还没完。将军有钱，做饭用的精米自然要好好淘洗，而维生素 B_1 是溶于水的，经过这一折腾，又损失不少。洗的次数越多，洗得越仔细，维生素 B_1 损失得越多。

在最后煮米的过程中，残余的维生素 B_1 再次被水溶解，而将军大概是不会喝米汤的。

不仅不喝米汤，估计还会经常喝点酒，而酒的代谢，要消耗维生素 B_1。

在这种情况下，德川家茂因为维生素 B_1 缺乏而生病乃至去世，也就不意外了。事实上，德川家茂的妻子最后也是死于脚气病。

脚气病虽然可怕，但在 1870 年，它也只是局限在以稻米为主食的地区的一种罕见疾病。

1870 年，以蒸汽为动力的碾米机被发明出来，这种机器可以一次性研磨大量稻米，成本低廉，速度快，碾出的大米外观好，口感好，不易腐败，可以长期储存。随着这项新兴技术的迅速普及，在包括日本在内的以稻米为主食的国家和地区，脚气病发病率出现了爆发式增长，一跃成为残酷可怕的流行病，成为一个严重的健康问题。在以精米为主食的日本军队中，这个问题尤为突出。

在 1878 年至 1892 年间，日本海军平均每年有 1/3 应征入伍的水兵因为脚气病而病倒。1878 年，日本海军龙骧号在一次前往新西兰的训练航行中，船上 278 名水兵中有 161 人得了脚气病，有 25 人死亡。

1882 年，朝鲜京城事变，日本海军与清政府海军对峙于海上。事变最终未变成日本与清政府间的战争，但大量的脚气病患者却让日本海军将领感到极度的恐慌。大量非战斗减员严重打击了日本海军的战斗力，日本海军哀叹："不解决脚气病的问题，日本海军就没有存在的意义。"

由于西方基本没有这种疾病，所以来日本的西方医生对此束手无策，以为是日本特有的一种风土病。还有的医生推测其病因为"血液的变质"，或以为是由某种不明微生物传染所致。

如果没有那个叫高木兼宽的人，也许，甲午战争就不会爆发。

高木兼宽，日本海军军医，因解决日本海军脚气病问题被封为男爵。

为解决海军脚气病问题，高木兼宽潜心研究了大量资料。最后，一份日本海军筑波舰 1875 年的航海记录吸引了他的目光。该舰赴海外训练期间，有大量脚气病患者出现。但仔细区分其发病日期，发现该舰停靠美国海岸期间无人患病。同样的现象还见于该舰 1877 年去澳洲的航海记录中。高木兼宽对这批士兵进行了调查，其中有人提到的"大家都很高兴，唯有面包令人甚不习惯"这句话引起了他的注意：脚气病是否与士兵的饮食有关？

高木兼宽经过认真的调查分析，发现与欧洲海军相比，日本海军士兵蛋白质摄入量极低，在脚气病大规模发病时尤其如此。他以此推断脚气病是饮食中缺乏蛋白质导致的，并参考欧洲海军的饮食，尝试改变日本海军的饮食结构，增加肉类和牛奶。

高木兼宽对脚气病的解释是错误的，但是，歪打正着，他的措施是对的。那一年，他的舰队只有14例脚气病病例，无人因此死亡。

为了验证自己的理论，高木兼宽游说重臣，面谒天皇，争取到5万元特别航海费，日本海军以高木兼宽确定的新的饮食配置，派"筑波"号重走当年"龙骧"号的远航路线。结果，航行全程中仅有15名脚气病患者，其中有8名是因习惯问题无法按规定食用肉类，4名未食用炼乳。无人死亡。

1887年，日本海军全体采用高木兼宽制定的饮食标准，此前每年有超过1000名脚气病患者的海军，当年仅3人患病。

摆脱了脚气病困扰的日本海军，将狰狞的目光望向了中国。

7年后，1894年，甲午战争，日本海军全歼大清北洋水师。

这一仗，打出了日本百年国运，也打出了中国百年国耻。

日本举国欢庆的人群中，想必既有松本良顺，也有高木兼宽。

然而，日本陆军就没这么走运了。

高木兼宽的蛋白质不足学说，并没有得到日本陆军的认同。日本陆军军医首长森林太郎，坚信脚气病是未知细菌感染造成的，除了以改善环境卫生的方法来预防脚气病外，他认为有强大杀菌作用的杂酚油应该是可以治疗脚气病的。

1904年，日俄战争爆发，日本陆军给士兵配发了大量由杂酚油制成的药丸，并规定士兵按时服用。他们给药丸起了个很威风的名字——征露丸。露，即露西亚，就是俄罗斯。征露，就是征服俄罗斯。二战后改名为"正露丸"，直到现在都卖得很火。

然而，"征露丸"征服不了脚气病，整个日俄战争期间，日本40万总兵力中，9万~20万人患上了脚气病，其中，3956人死于脚气病，严重影响了部队的战斗力。战斗死亡的58387人中，很多人的死亡应该和脚气病有间接关系。这场战争日本虽然取胜，但伤亡之惨重远超预期，战前的目标，也只达到一部分。这和军队中脚气病流行有很大关系。

战争结束后，陆军军医局因此事受到弹劾。陆军军医局为自己辩解的理由之一是："不能相信非东京大学的研究。"实际上，高木兼宽提出蛋白质与碳水化合物比例失调作为病因解释后，与东京大学、陆军军医之间就始终处于论战的状态。眼见为实的预防效果并不能使对方放弃自己的主张。

这其实也不能全怪陆军军医和东京大学。一则高木兼宽的理论确实是错的，二则与当时国际医学潮流有关。那个时候，细菌学说方兴未艾，德国细菌学家科赫和法国细菌学家巴斯德的事业如日中天。受此影响，研究者在寻找疾病原因时，注意力往往都集中在微生物感染上。

微生物感染理论也影响了另外一位与高木兼宽几乎同时研究脚气病的荷兰科学家——克里斯蒂安·艾克曼。

1886年，28岁的艾克曼来到爪哇岛，协助佩克尔哈林对脚气病进行研究。这项研究是由荷兰政府资助的，因为当时爪哇岛是荷兰殖民地，当地流行的脚气病令荷兰政府颇为头疼。

佩克尔哈林坚信脚气病是细菌感染导致的，并以此为方向进行了八个月的研究，认为自己已经找到了病原菌，觉得大功告成，就班师回朝了，留下艾克曼打理实验室。

艾克曼沿着佩克尔哈林的思路继续研究，他把从脚气病患者的尸体中提取的血液和其他组织注射到健康的兔子身上，期待这些兔子因为感染而出现脚气病症状，但是实验失败了。

艾克曼有点纠结了，难道是实验动物有问题？他决定改为用鸡来做实验。为了节约成本，他的一位助手从附近驻军医院捡回吃剩的精米喂养这些鸡。

然而让艾克曼抓狂的事情出现了：这些鸡无论是否接受注射，都会在六周左右出现和脚气病表现极其相似的多发性神经炎的状况。而此后，更让他抓狂的事情出现了：忽然之间，所有的鸡又都痊愈了。

艾克曼一点点地筛查可能的原因，最终发现医院更换了一个厨子，这个节俭的厨子认为给普通的鸡吃军队的精白米饭非常不合适。而鸡不再食用精米后，多发性神经炎很快就好了。

艾克曼再次尝试以精米喂鸡，鸡又出现了多发性神经炎的症状。把精米加工时去除的米胚和糠皮重新加入鸡饲料后，鸡又痊愈了。

艾克曼又找了监狱里的犯人做实验，让两组犯人食用不同的稻米，结果发现，在配给精米的监狱，犯人脚气病发病率远远高于配给糙米的监狱。

到这个地步，艾克曼距离真理的大门不是一步之遥，而是半只脚已经踏进了真理的大门。但是，对细菌学说走火入魔的他，却提出了一个令人啼笑皆非的解释。

他认为，脚气病是由病菌引起的，致病菌就在精米中，而糙米之所以能够治疗脚气病，是因为它含有糠皮，而糠皮含有可以抑菌的因子。他甚至从糠皮中发现了这种水溶性的因子，取名为"脚气病病菌解毒剂"。

艾克曼终究没能找到他朝思暮想的致病菌。1896年，艾克曼疟疾复发，离开爪哇岛，从此没有回来。接替他的，是另一名荷兰军医格林斯。格林斯在艾克曼工作的基础上大胆地提出：脚气病是机体缺乏某种微量物质所导致的，而这种物质存在于大米的糠皮中。

艾克曼逐渐认同了格林斯的想法。两人后来共同发表了一篇论文，提到精米中缺少一种对健康来讲不可或缺的物质，缺乏此物质可导致脚气病或多发性神经炎。这是1906年，距离维生素这个概念的正式提出尚有六年时间。

可惜，后来艾克曼脑子进水又改了主意，重新认为脚气病是细菌感染引起的，并为此和另外一位坚持脚气病是毒物导致的医生迪伦没完没了地打口水仗，几乎到了水火不容的地步。

1929 年，艾克曼与另外一位在维生素研究领域做出杰出贡献的科学家一起，获得诺贝尔医学奖。在颁奖典礼上的发言中，艾克曼依然认为脚气病是细菌感染导致的。

1931 年，德国哥廷根大学的化学家温道斯与他人一起，从酵母中分离出硫胺素结晶。

1933 年，美国科学家威廉姆斯分析出了硫胺素的分子式。

1936 年，人工合成硫胺素成功。

1937 年，人工合成的硫胺素在新加坡用于救治累及心脏病的脚气病患者获得成功，10 名接受治疗的患者全部存活，而之前这种形式的脚气病死亡率是百分之百。至此，人类彻底战胜了脚气病。

此时，曾险些为此切腹的松本良顺已经去世 30 年，高木兼宽去世 17 年，艾克曼去世 7 年。

当移民遇到本地人：尼安德特人的灭绝与印第安人的命运

据说，人类有三个终极的哲学问题：我是谁？我从哪儿来？我要到哪儿去？

几千年来，这三个问题折磨着无数聪明人。我当年读大学的时候，有一段时间也沉迷于哲学，如王阳明格竹般煞有其事地认真思考过这几个问题，结果自然是徒增烦恼。好在学业繁忙兼少年心性，很快就把这个问题抛诸脑后，继续快快乐乐没心没肺地过日子了。

但是，无论走到哪里，都时常会有人问："你是哪里人？"这当然不属于哲学问题，但也并非那么好回答。我老家在山东，户口在北京，国籍是中国。所以，如果外国人问我，我就说我是中国人；如果外省人问我，我就说我是北京人；如果北京原住民问我，我一般回答自己是山东人。

之所以在北京原住民跟前不能说自己是北京人，是因为老北京人对"北京人"的定义与我们想象的有所不同，在他们眼中，身份证首位数字不是1的，就算有北京户口，也不算正宗的北京人。

这也无可厚非，在中国这种乡土观念极其强烈的地方，原住民对于外来移民或多或少都有种说不清道不明的复杂感情，甚至有些许的敌意。外来移民给这座城市带来了繁荣，但也确实给原住民造成了很大的困扰和竞争压力。

一般而言，这种复杂的感情会被文明社会的规则压制着，但偶尔，这种敌意也会不自觉间暴露出来，让人觉得很不舒服。

在一次酒席上，一个北京朋友喝了点酒，就对我这样的"外地人"表示不满。到最后我有点听不下去了，于是有了这么一场对话——

我说："什么北京人、外地人的，你不也是外地人吗？"

他说："胡说，我是从小在天安门广场放着风筝长大的。"

我说："天安门刚建那会儿，我们家比你家离天安门还近呢。"

他说："瞎说，我是正经旗人，你不是山东人吗？"

我是说："是啊，北京城刚建那会儿，你们家在东北松花江上呢。我们现在不提驱除鞑虏恢复中华就不错了，你还好意思说我们是外地人。"

其实，什么本地人、外地人的，从根上讲，大家都是移民。我们的祖籍都在非洲。大概十万年前，现代人类的共同祖先智人走出非洲，分布到世界各地，我们中国人，也是这些智人的后代。

　　什么？你说周口店有几十万年前的北京人化石？挺……，他们是比我们的祖先早几十万年走出非洲的古人类，他们已经灭绝了，而且有可能就是被我们的祖先智人灭绝了，那时候外地移民和本地原住民的冲突，可比现在要激烈得多。

　　人类的起源是个非常有意思也非常复杂的课题，……百多年来，科学界一直争论不休。随着基因分析等研究方法的应……，一些观点逐渐被普遍接受。

　　一般认为，人类祖先起源于非洲。大约 600 万年……，人类和自己的近亲黑猩猩分道扬镳，在成为万物之灵的道路上……苦而顽强地向前迈进。这期间，人类先祖可能曾经三次大规模地……出非洲。

　　第一次走出非洲的时间大概是 190 万年前，而第二次走出非洲的时间是 42 万 ~84 万年前，第三次走出非洲则是在 8 万 ~15 万年前。当然，关于走出非洲的时间，说法很多，这些说法动辄差距数十万年，大家如果在别的资料上看到的数字和我的不同，也不必惊讶。

　　在北京周口店发现的北京猿人化石，距今大概 60 万年，其正式名称是"中国猿人北京种"，应该是早期走出非洲的猿人后裔。北京猿人和我们有共同的祖先，但不是我们的直系先祖，我们的祖先是最后一批走出非洲的智人。

　　智人走出非洲后，不可避免地遭遇了早期走出非洲的那批亲戚。在遭遇智人后，这些亲戚的下场都比较悲惨，其中比较有代表性的，是尼安德特人。

大约在 100 万年前，欧洲终于有了人类的足迹，这些早期走出非洲的人类也在持续不断地繁衍和进化，以适应新的环境。大约 50 万年前，海德堡人的足迹踏遍了欧洲大陆。海德堡人后来发展成了尼安德特人。从 20 万年前开始，尼安德特人统治着欧洲和西亚。

相对于再次走出非洲的智人而言，尼安德特人并不逊色。他们脑容量更大，身体更强壮，更适应寒冷的气候，他们能使用火和捕猎工具，懂得照顾伤员，他们甚至在山洞中留下了大量精美的壁画，显示他们已经进化到一个相当高的阶段。10 万年前，有几群智人向北迁移到地中海东部，侵入了尼安德特人的领土，但没能攻下这块领地。7 万年前，智人再一次从非洲出击，尼安德特人却在智人的这次进攻下灭绝了。当然，这个过程经历了很长的时间，尼安德特人大概灭绝于 2.8 万年前，双方共存了很长时间，其间尼安德特人和智人还曾经交配并生育后代。虽然分隔数十万年，但他们和智人之间并没有出现生殖隔离。

最近对尼安德特人的 DNA 序列研究显示，我们现代人类的基因有 1%~4% 来源于尼安德特人，欧洲人后裔尤为显著。这其中包括很多与疾病相关的基因，比如，2 型糖尿病的风险基因 SLC16A11 就来自尼安德特人。除此之外，狼疮、克罗恩病、胆汁性肝硬化等疾病也和尼安德特人的基因有关。

关于尼安德特人的灭绝原因众说纷纭，至今没有定论。但无论哪种学说都显得非常牵强。我们之前说过，尼安德特人在进化程度上并不比智人低多少，他们甚至更强壮，更能适应当地的寒冷环境。更重要的是，他们在这个地方已经繁衍生息了数十万年，与长途跋涉前来的一两个智人部落相比，他们在数量上无疑有压倒性的优势。虽然与智人相比，他们没有投掷性武器，但他们并非没有学习的能力和机会。要知道，双方甚至曾经交配并生育了共同的后代。

那么，尼安德特人到底为什么灭绝了呢？有一段时间，我对美洲的历史非常感兴趣，在了解了美洲印第安人的命运后，我对尼安德特人的灭绝原因有了自己的想法。

如果我们比较一下印第安人和尼安德特人的命运，就会发现，二者的相似程度令人震惊。

尼安德特人和智人有共同的祖先，二者在几十万年前才分道扬镳，尼安德特人的祖先走出了非洲，最终占领了欧洲和西亚。而印第安人和欧洲殖民者都是智人的后代。大约 1.2 万年前，现在的白令海峡因为海平面下降而形成陆桥，极少数西伯利亚猎人经过这个陆桥来到美洲大陆，在此繁衍生息。当海水淹没陆桥后，他们便与旧大陆完全隔绝了。

尼安德特人遭遇智人后被灭绝了，欧洲殖民者来到美洲后，也很快反客为主成了新大陆的主人，原住民印第安人的数量快速减少，在美洲很多地方，印第安人甚至被消灭了。尼安德特人作为一个种群总体上灭绝了，但他们通过和智人的交配将少量基因流传了下来。美洲现在已经是一个以白人为主体的地区，再经过一段漫长的时间后，印第安人作为独立的族群也许就不存在了，但由于长期的通婚，美洲白人中也已经混入了印第安人的基因。

既然二者的命运如此相似，那么，或许我们能从印第安人的命运中，找到尼安德特人灭亡的原因。

印第安人为何险些被灭绝呢？很多人归结为殖民者的屠杀，这并不是事实。当殖民者开始征服新大陆时，他们其实并没有压倒性的优势。固然，欧洲殖民者拥有火枪和马匹，而印第安人尚处在青铜时代，但当时的火枪技术并不先进，冷兵器依然是主要作战武器，对于殖民者的马匹，印第安人也很快找到了对付的办法。

当时的美洲大陆，估计最少也有5000万人，相对殖民者来说，印第安人拥有压倒性的人数优势。当时的印加帝国和阿兹特克帝国都是统一的大国，拥有数十万战士。如果没有意外，欧洲殖民者是不可能在短时间内征服印第安人的，更不要说屠杀灭绝数千万印第安人了。

退一步说，即使殖民者征服了这几千万印第安人，也不可能选择把他们赶尽杀绝。因为新大陆的开发需要大量的劳动力，殖民者最明智的选择是奴役而不是消灭印第安人。事实上，当印第安人大量死亡后，殖民者不得不从非洲大量贩卖黑人作为劳动力开发美洲。

说了那么多，到底是什么导致了印第安人险些被灭绝呢？

因为一个人，因为一种病。

1520 年 6 月 30 日夜，在西班牙史书上有一个名字——泪水之夜。在这一晚，西班牙殖民者在阿兹特克帝国首都特诺兹提朗遭到伏击，几乎全军覆没，1300 人中，只有四分之一侥幸突围。如果不出意外的话，这些残兵败将很快将被阿兹特克帝国的数十万大军彻底消灭。

就在此时，意外出现了。

获胜的阿兹特克人在处理尸体的时候，发现了一具特殊的尸体，这具尸体全身是黑色的，用水也洗不掉。第一次见到黑人的阿兹特克人非常好奇，全城的人都跑来围观这具尸体。

这个死去的黑人名叫弗朗西斯科·德·巴古拉，这个名字是他的西班牙主人给他取的。而他，是一名来自非洲的奴隶，他身上带有天花病毒。

天花已经在欧洲肆虐了上千年，主要在未成年人中流行，成人由于幼年感染过天花，已经具备了对天花的长期免疫力。

巴古拉身上携带的天花病毒来自非洲，是一种很古老的天花病毒。这种病毒对于已经饱受天花考验的欧洲人没有太大的杀伤力，但对印第安人来说无异于灭顶之灾。

美洲印第安人的祖先，是几十个 1.2 万年前从陆桥来到美洲的猎人。换言之，这几千万印第安人，全部是这几十个人的后代，这导致印第安人的基因相对单一。而印第安人的祖先此前从未接触过天花病毒，不像欧洲人和非洲人那样经过长期的自然选择已经具备对抗这种疾病的能力。

天花病毒在印第安人中快速传播开来，死亡率高达90%。天花同时还摧毁了印第安人的抵抗意志，面对大量死亡的同胞以及瘟疫无法伤害的殖民者，印第安人只能视之为天意。

100年间，90%的印第安人被天花病毒和殖民者带来的其他传染病消灭了，印第安人彻底丧失了和殖民者对抗的本钱，也彻底失去了美洲大陆。

对比一下美洲和非洲的历史，我们会发现两地原住民的结局完全不同。

同样面对欧洲殖民者，非洲人的社会发展程度甚至还不如美洲印第安人，印第安人已经建立起庞大的帝国，而非洲人大部分还停留在原始部落时期。

但是，印第安人彻底失去了美洲，非洲人却没有失去非洲。殖民者占领了非洲，奴役了非洲，却无法改变非洲的人口结构。现在非洲也有部分白人殖民者后裔存在，但黑人依然占据压倒性优势。不仅如此，被贩卖到美洲的黑人奴隶后裔，甚至也在美洲占据了一席之地。

原因其实很简单：非洲号称疾病的故乡，那些人类历史上赫赫有名的传染病，绝大部分起源于非洲。殖民者开发非洲的最大阻力，不是当地黑人原住民的反抗，而是令殖民者痛苦不堪的恶劣自然环境和热带疾病。所以，殖民者虽然在非洲大肆掠夺矿产和其他资源，却没有在非洲大量殖民。他们宁可选择到虽然遥远但更适合他们居住的美洲大陆殖民，宁可千里迢迢地将非洲黑奴贩卖到美洲。

疾病，让印第安人失去了美洲，却让黑人保住了非洲。

回到最初的问题：欧洲曾经的原住民尼安德特人为何败给了后来的智人？

也许，这不过是美洲印第安人悲剧的提前预演：走出非洲的智人身上，携带了某种对自己基本无害，但对于已经离开非洲数十万年的尼安德特人有巨大杀伤力的细菌或病毒。这种细菌或病毒在短时间内造成了绝大多数尼安德特人的死亡，并继续肆虐了千百年的时间。智人移民就像后来的欧洲殖民者一样，轻松地变成了欧洲大陆新的主人。尼安德特人作为一个种群被彻底消灭，只有少量的基因通过和智人的交配流传了下来。

大卫的丁丁到底小不小？

即使对西方历史很生疏的中国人，大概也都听说过大卫和所罗门这两个名字。大卫是所罗门的父亲，两人分别是以色列王国的第二任和第三任国王，在两人统治期间，以色列王国达到空前强盛的地步。

大卫生于伯利恒，出身贫贱，是一个牧羊人，他是家中第八个孩子。作为《圣经》中的神选之人，大卫的成名之战是尚未成年就在决斗中战胜了以色列人的敌人——非利士巨人歌利亚。

根据《圣经》记载，以色列人和非利士人当时在两个山头上扎营，隔着一座山谷对峙。非利士人中有个巨人歌利亚在阵前向以色列人挑战，要人出来和他单挑，整整40天，以色列人无人敢应战。这时候，给哥哥送饭的大卫到了军营，看到敌人如此嚣张，主动要求出战。他谢绝了扫罗王的铠甲武器，就穿着牧羊人的衣服，在河里捡了五块鹅卵石，拿着牧羊人的投石器，然后告诉歌利亚："我战胜你不靠武器，而是靠耶和华之名。"他用投石器将鹅卵石投出，正中歌利亚前额，把歌利亚打死了。

说实话，我看完这段记载之后，总觉得歌利亚是笨死的。

《圣经》上对歌利亚是这样描述的：从非利士营中出来一个讨战的人，名叫歌利亚，是迦特人，身高六肘零一虎口。头戴铜盔，身穿铠甲，甲重五千舍客勒；腿上有铜护膝，两肩之中背负铜戟；枪杆粗如织布机的机轴，铁枪头重六百舍客勒。有一个拿盾牌的人在他前面走。

歌利亚身高3米以上（垂体瘤患者？），他的装备有多重呢？仅仅铠甲和枪头就有5600舍客勒。我查了一下，1舍客勒相当于11.25克，5600舍客勒相当于63千克，如果再加上铜盔、铜护膝、铜戟以及枪杆，他的装备重量大概有100千克。

说白了，歌利亚属于重装步兵，这兵种只适合近战，所以歌利亚只能在那里骂阵让敌人出来和他面对面决斗。如果让他主动进攻，不等越过山谷跑到对方山坡上，就早累趴下了。

对付歌利亚这样没有配备弓箭、装备笨重难以移动的重装步兵，投石器这样的远程攻击武器简直再合适不过了。大卫不穿铠甲，移动灵活，只要和歌利亚保持足够的距离，歌利亚就只有被动挨砸的份儿。大卫是一个牧羊人，投石器是他日常看护羊群时用来对付野兽的工具，想必用得炉火纯青、准头极佳，投石器可以将鹅卵石加速到很高的速度，如果击中头部，砸晕甚至砸死一个人是完全没有问题的。

　　总之，大卫战胜歌利亚，虽然离不开耶和华的保佑，却也是靠自己的聪明才智做到的。这就是所谓的"自助者，天助之"吧。

　　大卫战胜歌利亚的故事，随着《圣经》在西方广为流传，普及程度大概类似中国的牛郎织女的故事。所以后世以此为题材的艺术作品也非常多，其中最著名的，自然是意大利的国宝——米开朗琪罗雕塑的大卫像了。

　　这座举世闻名的雕塑，是米开朗琪罗接下的一个二手活。大卫像的石材是一块精美的白色大理石，来自阿尔卑斯山卡拉拉采石场。1464年，雕刻家多那太罗签约完成一座大卫像，作为《旧约》中的12个英雄雕像群的一部分，但不知为何中途放弃，这一放就是几十年。1501年，26岁的米开朗琪罗被选中继续完成这件作品，他用了两年多时间，完成了这件惊世名作。

　　米开朗琪罗的大卫像，描绘的是大卫迎战歌利亚的情景，其美丽使人惊叹。整个雕像的肌肉、毛发，甚至手臂的血管都惟妙惟肖，被称为西方美术史上最值得夸耀的男性人体雕像之一。不过，米开朗琪罗把大卫雕成了全裸的，没有给他穿上牧羊人的衣服，这在当时引起了巨大争议，最后雕像被穿上28片铜制无花果树叶来遮盖。

　　但是，很多看过这个雕像的人都不由得有个小小的疑问：大卫的丁丁，为——啥——那——么——小？

　　大卫像高2.5米，曾经有好事之徒计算过，如果当时尚未成年的大卫的身高按照150厘米计算，他的丁丁的长度只有4厘米左右。

在很多人心目中，丁丁代表男人的阳刚之气，像大卫这么威猛的男人，必定有个又粗又长的丁丁。对于大卫的丁丁如此短小，很多人非常不满。

那么，大卫的丁丁是不是真的短小呢？

不是的，别忘了，人家还是未成年人，正在发育呢。

大卫战胜歌利亚时的年龄难以考证，但从他几个哥哥都当兵而他只能放羊、送饭来看，他肯定尚未成年，最多也就 12 岁。

2010 年，《中国男科学杂志》发表了一篇文章，作者测量了3221 名 2~18 岁男性的丁丁长度。测量结果显示，12 岁男孩丁丁的平均长度是 3.51 厘米，13 岁男孩丁丁的平均长度是 4.34 厘米。虽然不同人种之间存在差异，中国男孩丁丁的长度可能和犹太人的并不一致，但至少可以作为一个参考。以中国男孩丁丁的平均长度来看，大卫的丁丁长度完全在正常范围内。更何况，大卫当时处在作战状态，精神高度紧张，这种情况下丁丁会高度收缩，处在最为短小的状态。

除了生理方面的原因，米开朗琪罗把大卫的丁丁做得比较小，还和古代欧洲人的审美有关。

米开朗琪罗是文艺复兴时期的艺术家，"文艺复兴"一词的原意是指"希腊、罗马古典文化的再生"。那个时候艺术家的审美，也就不可避免地深受古希腊的影响。

古希腊人心目中的帅哥是什么形象呢？答案是：小而细，锥形，覆盖有包皮。希腊剧作家阿里斯托芬曾经写道："只要你依照我的话去做，只要你为这些事情上心，你就永远会有闪亮的胸膛、亮丽的肌肤、宽阔的肩膀、小巧的舌头、健硕的臀部，以及玲珑的丁丁。但如果你追随他去，你的皮肤就会变得苍白，肩膀就会变窄，胸部就会萎缩，舌头就会变大，臀部就会窄小，丁丁也会膨胀。"

古希腊人并不和现代人一样推崇大丁丁，他们认为大丁丁是淫荡丑陋的象征。我私下觉得，这可能和希腊人喜欢搞基有很大关系。顺便说一句，他们对大乳房也不喜欢，大名鼎鼎的断臂维纳斯就是A-cup。

在这种情况下，师从古希腊人的米开朗琪罗把大卫的丁丁雕得比较小巧，也就合情合理了。

此外，大卫像连座高五米多，人们看的时候需要仰视，如果把丁丁雕得比较大，有些有碍观瞻。这可能也是米开朗琪罗把丁丁雕得比较小的原因之一。

但是，中国的传统却和古希腊截然不同。几千年来，中国男性一直极度重视丁丁的大小，认为丁丁的大小和男人的性功能和阳刚之气密切相关，拥有一个又粗又大的丁丁，自古以来就是中国男人的梦想。

这种大丁丁崇拜，已经深入中国文化的骨髓。

中国人最敬畏最崇拜的是什么？是祖宗。在传统社会，中国人最高的人生目标，就是光宗耀祖，最大的羞耻则是"愧对列祖列宗"。

那么，"祖宗"又是什么呢？"祖"，也就是"且"，祖的甲骨文字形，就是露出龟头的勃起的丁丁。所以，中国的祖先崇拜，本质是一种生殖器崇拜。

在远古时代，人们为了纪念祖先，用石头或者陶器做出男性祖先的丁丁的形状，这就是石祖和陶祖。后来祖先越来越多，性器也不再堂皇，就换成了形状和"祖"相似的石碑和木碑。为了供奉神主，又盖起了房子，供奉祖先的房子，就是"宗"。

由此，我们也就不难理解为什么中国传统文化中，男性对于自己丁丁的大小如此重视了。而中国很多男人，也因此患上丁丁焦虑症，总觉得自己的丁丁过于短小，认为自己性能力不足。

明末清初的大才子李渔，曾经写过一部极其有名的作品，叫《肉蒲团》，这本书后来被列入中国四大禁书。在这本书中，李渔深刻地刻画了中国男性对大丁丁的向往，以及对丁丁大小与性能力之间关系的深信不疑。

主人公未央生是个读书的富家子弟，"赋性好淫，以女色为命"。未央生以游学为名，前往京城猎艳，一日在郊外遇一侠盗赛昆仑，两人同拜兄弟。未央生让赛昆仑帮他勾引良家妇女，赛昆仑先要检查他丁丁的大小，检查完嘲笑他"不知分量，自家本钱没有别人三分之一，也要去偷别人老婆""你这样的本钱，这样的精力，只要保得自家妻子不走邪路就够了，万不可痴心妄想，去玷污人家女子"。

备受打击的未央生为此懊恼不已，甚至痛哭。不想机缘巧合，碰到了号称"能使微阳变成巨物"的天际真人，天际真人帮他做了丁丁增大术。具体做法是：找一条公狗、一条母狗，在两狗交配之时切断公狗的丁丁，割开母狗的阴部取出来，切成四条。然后把人的丁丁麻醉，割开四条深缝，每条缝里塞上一条，敷上收口灵丹。待伤口愈合后，"在外面看来，已比未做时节长大几倍；收入阴中，又比在外时节长大几倍"。

做了丁丁增大术的未央生性能力飙升，此后寻花猎艳，纵横花丛。直到后来因果报应，妻子沦为妓女，才幡然悔悟，自己割掉了丁丁，出家为僧。

那么，丁丁到底多大属于正常？丁丁的大小真的和性功能有直接联系吗？

先说第一个问题。

在疲软状态下和勃起状态下，大小差别很大。1981 年，刘国振在《解剖学通报》上发表了研究结果，对 1000 名 18~30 岁汉族男青年的测量表明：常态下阴茎长度为 4.5~8.6 厘米，平均 6.55 厘米。横径为 2.06~3.08 厘米，平均 2.57 厘米。在 4.5~8.6 厘米这个区间之间，阴茎长度近似常态分布。身高与阴茎长度无关，其间比例关系不密切。

后来的很多调查数据与此大体相似，1989 年王润在《中国临床解剖学杂志》发表的对 200 名 18~33 岁男性的丁丁测量结果显示：男性丁丁常态下长度为 4.5~11.0 厘米，平均 7.1 厘米。而勃起态长度为 10.7~16.5 厘米，平均长度 13.0 厘米。研究同时显示：丁丁的长度与身高关系不大，而越是常态下短小的丁丁，在勃起后长度和周径增加值越大。

丁丁的大小与人种有一定关系，一般医学上认为，男性阴茎长度大于 5 厘米即可行使正常性功能。换言之，只要你的丁丁在 5 厘米以上，就属于正常，不必焦虑。

第二个问题：丁丁的大小和性能力有没有关系呢？

答案也是否定的。

中国女性的阴道平均长度为 10 厘米左右，而与女性性高潮关系最密切的 G 点，位于阴道前 1/3 处，也就是距离阴道口 3 厘米左右的位置。一般长度的丁丁足以达到这个位置。至于粗细，关系也不大，因为女性阴道是有弹性的，其内径有相当大的变化余地。如果丁丁过长过粗的话，反而会引起性交时疼痛和不适。

所以，性爱是否和谐，主要看两人是否两情相悦、配合得当，与丁丁的大小关系真的不大。

国内某些所谓的男科医院，常利用男性的丁丁焦虑症，欺骗"患者"，进行所谓的阴茎延长术。

阴茎延长术是怎么回事呢？我们知道，正常人的丁丁，有一部分是埋藏在体内的。阴茎延长术并不能真正延长阴茎，它是通过切断阴茎上的浅悬韧带和深悬韧带，使埋藏在体内的那段阴茎海绵体分离出来，使阴茎体外部分延长 3~5 厘米。由于手术切断了悬吊丁丁的韧带，术后丁丁勃起时无法上举，呈下垂状态，会很大程度影响术后的性生活。

那么，丁丁过度短小到底是否常见呢？我曾经向微博上的生殖科老钱（江苏省的一位全国著名的生殖专家）请教过这个问题，他告诉我，这么多年来，因为这个问题到他这里就诊的"患者"很多。经过检查，这些人丁丁的大小和功能全部正常。在微博上，也常有很多家长将孩子的丁丁照片发给他看，唯恐自己的孩子丁丁短小，但到目前为止，他还没有碰到过一例真正病理性的丁丁短小患者，全部是心理问题。

由此可见病理性丁丁短小的发病率之低了。当然，这不等于病理性丁丁短小不存在，具体情况，还是要由专业医生来判断。

大卫的丁丁不大，一样是盖世英雄。维纳斯的咪咪不大，照样是绝世女神。绝大部分人的丁丁，都属于正常状态，绝大部分的丁丁焦虑者，其实都是庸人自扰。如果对自己的丁丁长度有所疑虑，请务必到正规医院就诊，听从医生意见，千万不要被江湖游医骗了。

麻风故事

1177 年，伊斯兰世界的旷世英雄萨拉丁，率领三万军队，向耶路撒冷进发，准备收复圣城。

此时的圣城耶路撒冷，已经被基督徒占领了 78 年。

1099 年 7 月 15 日，经过整整八天的攻城战，法兰克王子哥德弗德率领的军队，在付出惊人的七成伤亡后，终于占领了耶路撒冷。杀红了眼的军队将城中的穆斯林屠杀殆尽。次年，哥德弗德去世，他的弟弟鲍德温加冕耶路撒冷国王，建立起了耶路撒冷王国。此后历代国王开疆拓土，势力不断扩大。1177 年萨拉丁出兵时，耶路撒冷王国的基业已经传到第四代。

39 岁的萨拉丁正当盛年，雄才大略的他此前一直无往不利，这一次，他同样充满信心。他知道，他的对手，耶路撒冷王国的国王鲍德温四世，只是个 16 岁的少年，而且身患麻风病多年，全身溃烂，平时出门需要以银面具遮面。

然而，所有人都没有想到的是，这个全身溃烂的 16 岁少年，竟然愣生生挡住了一代霸主的前进之路。

在蒙吉萨，16岁的鲍德温四世，以不足五百人的骑兵和三千步兵，几乎全歼萨拉丁的三万骑兵。逃出生天的萨拉丁放出消息，声称自己获得胜利，并抓紧时间重整势力，才避免了覆亡之祸。

萨拉丁是伊斯兰世界不世出的英雄，在此之前，他从未遭受过如此惨败，在此之后，也没有遭受过如此惨败。

这个病入膏肓的少年，就这样凭借不断腐烂的残躯，牢牢挡在萨拉丁前进的路上，令萨拉丁一筹莫展。

令萨拉丁感到幸运的是，这个才智不亚于他的国王重病缠身，仅能自保而无力扩张。

萨拉丁只能暂时按捺野心，耐心地等待这个对手倒下。

八年后，鲍德温四世死于麻风病。鲍德温四世去世两年后，耶路撒冷被萨拉丁攻占。耶路撒冷陷落的消息传到欧洲，教皇乌尔班三世当场猝死。

伊斯兰文明与基督教文明的对抗，就这样因为一种疾病而改变。

萨拉丁占领圣城400年后，东方的日本正处在战国时期。日本战国时期的征战规模与中国的战国时期差着一个数量级，所以很多人讥讽地称日本战国时期的战争实际是一群村长、乡长和县长的战争。但是仔细读一下日本战国史便不难发现，虽然和中国的战国时期相比有很大差距，但日本战国时期确实也是一个名将辈出、群星璀璨的时代。

在这群璀璨的战国将星中，有一个麻风病患者，叫大谷吉继。

纵观大谷吉继的一生，可以用三个字来形容：识时务。

大谷吉继这个人极具战略眼光，对大势把握得非常准，因而也几乎从来没站错过队。一开始他跟着织田信长混，后来织田信长被杀，他又投奔丰臣秀吉，丰臣秀吉死后，他又投靠德川家康。虽然恶疾缠身，却也一路混得顺风顺水。

但最后，大谷吉继却做了一个自己都知道不明智的选择，并为此丧命。

大谷吉继有麻风病，平时以布蒙面。一次诸侯聚会，大家一起喝茶。那时的习俗是大家用一个茶杯轮流喝。大谷吉继喝茶的时候脸上的脓液不小心滴进了茶杯里，大家都嫌弃，不肯接他的茶杯。正难堪之时，大谷吉继的朋友石田三成接过茶杯一饮而尽。从此，石田三成就成了大谷吉继的生死之交。

后来，石田三成起兵反对德川家康，邀请大谷吉继一起干。而此时的大谷吉继跟德川家康关系非常好，深受其器重。大谷吉继认为石田三成没有胜算，苦劝其改变主意无果后，终因不忍背叛好友而加入了石田三成的西军。

1600 年，关原之战，双目已盲、坐在轿中指挥作战的大谷吉继兵败，切腹自杀。他的临终遗言是："为友情，六道轮回先行一步又何妨？！"

麻风病，就这样改写了日本的战国历史。

麻风病是由麻风杆菌引起的一种慢性传染病，主要侵犯皮肤、黏膜和周围神经，也可侵犯深部组织和器官。由于周围神经系统被破坏，麻风病患者感受不到疼痛，非常容易受伤。麻风病还可导致全身溃烂和可怕的毁容。

麻风病的传播方式包括直接接触传染和间接接触传染。直接接触传染是皮肤有破损的健康者通过接触含有麻风杆菌的皮肤黏膜所致。间接接触传染是指健康者接触一定的传播媒介而受到传染，如接触患者用过的衣物、被褥、毛巾、食具等。

值得一提的是，有95%的人对麻风病天然免疫，即使接触了麻风杆菌也不会被感染。在某种程度上这恰恰是麻风杆菌的狡猾之处，如果它造成绝大部分人的感染和死亡，反而不利于自己的传播。这种放过大部分人只感染一小部分人，而且被感染后病情进展较为缓慢，患者可以长时间存活的模式，其实对病菌最为有利。

麻风病载于史册的记录至少可以追溯到3000年前，没有一个国家，没有一个地区幸免于麻风病的荼毒。最近的基因研究显示，人类十万年前走出非洲的时候，麻风病菌就相伴而行。

麻风在世界范围内流行甚广，据估计，全世界现有麻风病人1000万左右，主要分布于亚洲、非洲及拉丁美洲。

麻风病患者千百年来饱受歧视和欺凌，在中世纪，麻风病人甚至会被赶出家门，被迫穿上独特的衣服，并摇铃或者吹笛提醒别人不要靠近自己。

《圣经》上面记载了很多耶稣的神迹，其中有一个著名的神迹，是他治愈了十名麻风病患者。

《路加福音》十七章十一到十九节写到，耶稣往耶路撒冷去的时候，经过撒玛利亚和加里肋亚，进入一个村子。有十个长大麻风的迎面而来，远远地站着，高声说："耶稣，夫子，可怜我们吧！"耶稣看见了，就对他们说："你们去，把身体给祭司察看。"他们去的时候就洁净了。内中有一个人见自己已经好了，就回来大声归荣耀于上帝，又俯伏在耶稣脚前感谢他。这个人是撒玛利亚人。耶稣说："洁净了的不是十个人吗？那九个在哪里呢？除了这个外族人，再也没有人回来归荣耀于上帝吗？"耶稣对那人说："起来走吧！你的信仰救了你。"

治愈麻风病患者，被认为是耶稣的神迹，我们由此可以想象麻风病在那个年代是一种何等可怕的疾病。世界卫生组织曾指出："没有任何一种疾病能在社会上引起这样的不良反应，并且对病人及其家庭造成如此多的痛苦和不幸。"

揭开麻风病的真相，让麻风病变得不那么可怕的人，名字叫格哈特·亨里克·阿莫尔·汉森。

1868 年，29 岁的汉森来到挪威圣乔治医院，在当时著名的治疗麻风病的权威医生、麻风内科主任丹尼尔森手下工作，后来，他还成了丹尼尔森的乘龙快婿。

有意思的是，汉森对于麻风病的观点，与他的上级兼岳父截然不同。

当时学术界的主流观点是丹尼尔森的主张：麻风病是遗传病。当时防治麻风病的措施也是根据这一理论进行的。

公正地说，丹尼尔森的观点在当时看来并非不合理，除了麻风有家庭聚集的倾向之外，还有实验结果的支持。丹尼尔森曾反复将麻风结节接种到正常人身体上，被接种者均未出现麻风（还记得我们提到过95%的人对麻风病毒天然免疫吗？）。由此，丹尼尔森认为麻风病不是传染病，而是遗传病，应该采取男女分居、禁止生育的方法来预防。

但汉森在研究大量资料后发现，一旦麻风病家庭分裂或者成员分居，其他人就不会再得麻风病。由此他提出了全新的观点：麻风病是一种传染病。

那么问题来了，既然是传染病，病原是什么呢？

汉森对此进行了长期的探索研究，1873年，在我们现在看来极为简陋的条件下，汉森借助显微镜从麻风病毒组织中发现了一种杆状物质，并认为该物质即麻风病原体。这是人类第一次看到麻风的病原体：麻风杆菌。不过，当时出于严谨的考虑，汉森在发表研究成果时措辞极为谨慎，没有使用"麻风杆菌"这个词。

在汉森首次发现麻风杆菌六年后，也就是1879年，有一个大名鼎鼎的人来拜访了他，这个人就是发现了淋病致病菌奈瑟球菌的波兰人奈瑟。

汉森毫无保留地介绍了自己的研究成果，并向奈瑟提供了麻风结节的标本。汉森当时对细菌的染色并不成功，希望奈瑟帮忙解决染色的问题。

奈瑟确实解决了这个问题，然后他给汉森制造了一个新的问题：奈瑟宣布是自己首先发现了麻风杆菌。

气坏了的汉森在岳父的支持下展开了维权之争。好在事实清楚是非分明，在挪威人民的支持下，国际社会最终承认汉森是麻风杆菌的发现者，并将麻风病毒命名为汉森氏菌。

其实，奈瑟的贡献也是非常巨大的，如果他不是那么贪，二人完全可以分享发现麻风杆菌的成果，奈瑟最后却偷鸡不成蚀把米，令人感慨。

汉森终于向世人证实了：麻风病不是所谓天神的惩罚，而只是一种传染性疾病，这彻底颠覆了几千年来人们的认识，对麻风病的治疗和麻风患者境遇的改善，有巨大的意义。

1942 年，在汉森发现麻风杆菌 69 年后，人类终于第一次寻找到治疗麻风病的有效药物：氨苯砜。

1960 年，在汉森发现麻风杆菌 87 年后，人类第一次在动物身上接种麻风杆菌成功，将麻风杆菌接种到了正常小鼠的脚垫上。对麻风病的研究掀开崭新的一页。此后，利福平、苯氯噻吩等有效药物被开发出来用于麻风病治疗。

1981 年，在汉森发现麻风杆菌 108 年后，世界卫生组织提出了联合化疗方案，该方案可防止耐药，增强疗效，防止复发。

麻风病，终于由耶稣才能治愈的顽疾，变成可防可治的疾病。麻风病虽然没有被灭绝，但已经得到有效控制。在绝大部分国家，麻风病已经不再是严重的公共卫生问题。

值得一提的是，麻风杆菌被发现 143 年来，至今尚未体外培养成功。谁能第一个攻克这一难题，谁就将获得巨大的荣誉。这荣誉最终花落谁家，我们且拭目以待！

以我回春手，送你上青天

1923 年 11 月 18 日，美国新罕布什尔州德里，一个健康的男孩诞生了，这个男孩的名字叫艾伦·巴特雷特·谢泼德。就在 13 天后，在美国密苏里州的堪萨斯城，另一个叫威廉·福特斯·豪斯的男孩诞生了。

两个同龄的孩子，出生在完全不同的家庭，也走上了完全不同的人生道路，在各自的事业上，他们都取得了辉煌的成就。然而，谁也想不到，在 40 多年后，两个人的人生会发生一次载入史册的交集。

谢泼德是家中老大，他们家是赫赫有名的美国"五月花"号船员的后裔。谢泼德的父亲曾经参加过一战。二战爆发后，谢泼德的父亲让他参军，谢泼德选择加入海军，考入了美国海军学院，开始了自己的军旅生涯。

1944 年，谢泼德毕业于美国海军学院，随后参加了二战，在美国太平洋舰队的一艘驱逐舰上服役。1947 年，谢泼德成为一名海军飞行员，后来加入了第 42 飞行中队，曾随航空母舰在地中海执行过几次任务。1950 年，谢泼德开始在美国海军试飞员学校学习，毕业后当上了一名试飞员。试飞员从事的是最危险的工作之一，负责各种新机型的试飞工作，经常会碰到各种意外和危险。这段经历，为他后来的辉煌人生打下了坚实的基础。

就在他担任试飞员时，美国和苏联的太空争霸战拉开了大幕。

纳粹德国在战争后期开发出的 V–2 飞弹代表了当时最先进的火箭技术。这种远程打击技术理所当然地受到了各国的高度重视。当纳粹德国覆亡之际，西方和苏联不约而同地想到了抢夺火箭专家、技术资料和设备。

精明而运气好的美国人捷足先登，抢走了包括大名鼎鼎的冯·布劳恩在内的大批德国火箭技术专家和大批火箭零件。迟到一步的苏联大为光火却又无可奈何，只好退而求其次，将工厂内剩下的生产线以及工厂附近与生产和研发火箭有关的德国家庭全数运往国内。

此后，苏联将曾因肃反扩大化被判处死刑并在西伯利亚受尽折磨的科罗廖夫从政治犯行列中解放出来，将之前抢到的德国专家与资料迅速汇集到科罗廖夫旗下，开始了火箭研发工作。一开始对此不太重视的美国醒过神来之后，也以冯·布劳恩为核心组建研发团队并投入巨资，双方的太空争霸战很快进入白热化的境地。

1957 年 10 月 4 日，苏联率先发射了第一颗人造卫星。颜面丧尽的美国人奋起直追，于不到四个月后的 1958 年 1 月 31 日，也成功发射人造卫星，挣回一些面子。

在卫星上天后，双方都铆足劲准备下一轮竞争：把人送上太空。

1959 年，美国开始了对宇航员的选拔工作。凭借自己出色的表现，谢泼德和其他六人一起，在 110 名试飞员中脱颖而出，成为美国的第一批宇航员。后来，谢泼德被选定为美国第一位进入太空的宇航员。

谢泼德本来很有希望成为人类第一位进入太空的宇航员，从而名垂史册。美国本来准备在 1960 年 10 月进行第一次载人航天发射，但是，谨小慎微的冯·布劳恩将发射时间一再推迟，从 1960 年 10 月推迟到 1961 年 3 月，后来又改为 5 月。

1960 年 4 月 12 日，并未准备充分的苏联抢先发射了载人宇宙飞船，成功将加加林送上了太空，加加林成为人类第一个太空人。据说，加加林被送入太空前被告知，他只有 50% 的概率能活下来。

1961 年 5 月 5 日，历尽波折的美国载人宇宙飞船终于发射成功，美国的红石火箭将谢泼德送上了太空，谢泼德成为美国第一个、人类第二个进入太空的宇航员。返回地球后的谢泼德成了美国的民族英雄，但是，从人类第一变成美国第一，谢泼德胸中的郁闷可想而知。

不过没关系，争第一的机会还有。

面对太空战场的落后局面，美国新任总统肯尼迪发誓要夺回美国的领先地位。美国加大投入，启动了登月计划，要将美国人送上月球。而谢泼德也雄心勃勃，投入新的使命当中。

就在这时候，厄运突然降临了。

1964年年初，谢泼德被诊断出了梅尼埃病，本已经被安排在双子星计划中执行首飞任务的谢泼德被禁飞。双子星计划的首次载人任务改由他人执行。双子星计划是为登月做准备的，如果谢泼德身体没问题，如果谢泼德能完成双子星计划载人首飞，身为美国第一太空人的他，以其名望和资历是非常有希望成为美国登月第一人的。

梅尼埃病是一种特发性内耳疾病，曾称美尼尔病，在1861年由法国医师梅尼埃首次提出。该病主要的病理改变为膜迷路积水，临床表现为反复发作的旋转性眩晕、波动性听力下降、耳鸣和耳闷胀感。本病多发生于30~50岁的中、青年人，儿童少见。男女发病无明显差别。双耳患病者占10%~50%。

失去了成为第一太空人的机会，失去了双子星计划首飞机会，而且此生再不能飞入太空登陆月球。雄鹰折翅，年仅41岁的谢泼德仰望太空，无语凝噎！

而此时，那位比他晚出生13天的威廉·福特斯·豪斯，已经成了一名著名的耳鼻喉科专家，他研究的课题之一，就是梅尼埃病的治疗。

豪斯出身医学家庭，三岁时便随父母迁徙至加州惠蒂尔市，在那儿的一个农场长大。豪斯本是一名牙科医生，先后在加州惠蒂尔学院、南加利福尼亚大学学习牙科，并于1953年在加州大学伯克利分校获得牙科医学博士学位。

博士毕业后，豪斯本想做一名颌面成形外科医生，但按照当时的培养模式，他需要再学习五年才能够成为一名注册的成形外科医师，而耳鼻喉科医师的培训仅需要三年。于是他报考了洛杉矶市医院的耳鼻喉科住院医师并获得录取，最终成为一名出色的耳鼻喉科专家，后来专注于听力和耳部疾病的研究。

引发梅尼埃病的真正原因，我们至今依然不清楚，但是，经过多年的努力，在豪斯的年代，医生已经对这种疾病的病理变化有所了解并提出了一些治疗手段。对于严重的梅尼埃病患者，保守治疗无能为力，需要手术治疗。1920 年，医生通过前庭神经切除术来治疗梅尼埃病，这种手术可以消除眩晕和呕吐症状，但这属于开颅手术，在当时的技术条件下，手术死亡率高达 10%。后来医生又致力于通过内耳手术控制症状，降低了死亡率，但依然会导致患耳全聋。

豪斯在研究这个课题时，读到了一篇 1925 年乔治·波特曼的报道，通过开放内淋巴囊进行引流治疗梅尼埃病，术后患者症状得到了缓解。但是，可能由于当时技术条件所限以及对内淋巴囊解剖不够了解，这位医生没有继续进行尝试。要知道，豪斯正是最早在耳科手术中使用显微镜的医生之一。没有显微镜的帮助，乔治·波特曼面临的操作难度是难以想象的。

受到启发的豪斯做了一系列解剖研究，力图找到一种辨认和开放内淋巴囊的方法并最终取得成功。此后，豪斯用这种术式治疗梅尼埃病患者，取得了巨大成功，70% 的病人保住了听力，而且实际听力在术后有所改善。因为他采用这种技术将内淋巴分流到脑脊液，因而将这种方法命名为内淋巴分流术，并发表了论文。

可怜的谢泼德经过一年多的保守治疗后，病情依然没有改善。就在他绝望之际，航天员的保健医生读到了豪斯的论文。谢泼德立即赶到豪斯那里，接受了内淋巴分流术。

手术取得了圆满成功，术后的谢泼德一年多都没有发病，听力由原来的 40 分贝恢复到了正常水平。

1969 年 5 月，做过耳部手术的谢泼德经过大量的训练重新达到了宇航员的身体标准，再次获得了进入太空的资格。可惜的是，他已经赶不上第一次登月了。1969 年 7 月 21 日，阿波罗 11 号成功登陆月球，阿姆斯特朗成为人类第一个登上月球的英雄。

1971 年 1 月 31 日，佛罗里达州肯尼迪航天中心，阿波罗 14 号飞船腾空而起。已经 47 岁的谢泼德作为当时年龄最大的宇航员，以阿波罗 14 号飞船指令长的身份再次进入太空飞向月球。此时，美国第一位太空人，已经阔别太空整整 10 年。贵宾席上，坐着被特邀参加的豪斯医生夫妇。

2 月 5 日，阿波罗 14 号飞船成功登上月球，这是历史上第三次成功的登月任务。去月球途中，三名宇航员完成了航天史上首次彩色电视转播。在月球表面，谢泼德进行了两次月球行走，还在月球表面打了两杆高尔夫球。

这是谢泼德第一次也是最后一次登上月球，47 岁的年龄，在宇航员中属于高龄。回到地球的谢泼德，夙愿达成，已经了无牵挂。谢泼德在宇航员办公室继续担任了三年主任，1974 年 8 月 1 日，以少将军衔退役。

1998 年 7 月 21 日，谢泼德去世，享年 74 岁，去世前不久，他给豪斯医生发了一条短信，最后一句话是："没有您，就没有我的一切。"

2012 年 12 月 5 日，威廉·福特斯·豪斯医生因黑素瘤恶化在其位于美国俄勒冈州奥罗拉市的家中逝世，享年 89 岁。

需要说明的是，对梅尼埃病的探索，并不是威廉·福特斯·豪斯医生最大的成就。与他另一项成就相比，这项成果甚至非常微不足道。

他拥有一个足以令他名垂青史的称号：人工耳蜗之父。

豪斯医生是人工耳蜗的发明人，他的发明令无数失去听力的人再次回到有声的世界。更令人肃然起敬的是，因为不想限制其他研究者的借鉴与发展，他没有对自己的耳蜗技术申请过专利。

豪斯医生设计的人工耳蜗已经被更精密、更复杂的产品取代，但正如美国国家听力评估和管理中心创办人卡尔·怀特所说："如果没有豪斯的贡献，耳蜗植入技术的发明可能还会推后 10 多年，他是这个领域的先驱。"

几乎所有人都知道阿姆斯特朗和加加林，但除了耳鼻喉科医生之外，几乎没有人知道豪斯，他的名气，甚至比不上一个三流的歌星或球星。

但是，正是这些惊才绝艳的医学前辈孜孜不倦的努力，不断推动着医学的发展，而现代医学的每一次进步，都夺天地之造化，集造物之工巧，改生死之定数。他们如同天使和神灵一般，逆天改命，力挽狂澜，挽救了无数人的健康和事业。

马克思曾说，如果我们选择了最能为人类的福利而劳动的职业，我们就不会被它的重担所压倒，因为这是为全人类所做的牺牲。我们感到的将不是一点自私而可怜的欢乐，我们的幸福将属于千千万人。我们的事业并不显赫于一时，但将永远存在，面对我们的骨灰，高尚的人将洒下热泪。

威廉·福特斯·豪斯医生永垂不朽！

莱芒湖畔的希波克拉底与俄南之罪

　　某次，和朋友一起吃饭，聊起了中医。

　　我在私人聚会场合，从来都尽量避免讨论中医问题，这个问题，和转基因、吃狗肉一起，并称朋友绝交、夫妻反目的三大掀桌话题。

　　所以，每当别人谈这个话题的时候，我都尽量只听不说，然后想方设法地把话题岔开。

　　这次这位朋友聊的，是《钱乙一味黄土救太子》的故事："话说宋神宗的儿子，也就是当时的太子得了病，请名医钱乙诊治，钱乙开的处方中，竟然有一味黄土。宋神宗大怒：'黄土怎能入药？'钱乙说：'太子之病在肾，肾属北方之水，土能克水，所以要用黄土。'于是宋神宗按照钱乙的方子煎药，太子果然痊愈。"

　　讲完之后，这位兄弟感慨中医的博大精深、神鬼莫测，叹息今日中医没落、神医难觅。我忍不住说："宋神宗总共生了14个儿子，其中8个早殇，真要有神医，何至于此？"

　　这位兄台不服，说："这点西医不能不服，你看中医历史上名医如云，西医呢？就听说过一个希波克拉底。"

我笑而不答，把话题岔开，大家尽欢而散。

其实，这位兄台还真是不太了解历史。在现代医学兴起以前，西方也是名医辈出的，不过，这些当年的名医现在大都成了笑话，不怎么被人提起。毕竟那个年代，人们实在过于愚昧，"神医放血救王子"的故事，二百年前讲讲还行，现在再讲，实在丢不起那个人。

即使大名鼎鼎的希波克拉底，其著名的体液学说，也早已经被扫进历史的垃圾堆。真正令其千古流芳的，是他那浓缩了医者道德和人道主义精髓的希波克拉底誓言。

远的不说，在18世纪的瑞士，就曾经有一个誉满欧洲、令各国王室趋之若鹜的神医，名字叫萨缪埃尔·奥古斯特·蒂索。

蒂索1728年生于瑞士，在法国的蒙彼利埃大学攻读医学，1749年取得博士学位。蒂索取得博士学位那年才21岁，真令我等凡夫俗子羡煞。笔者自诩天资聪颖，16岁就读大学，5年读完本科，21岁时才刚刚成为学士。人比人真是气死人。

蒂索博士毕业后，就在瑞士洛桑从医。此后他人生绝大部分时间都在这里度过，直到1797年以69岁高龄去世。高龄二字绝非夸张，在那个年代，这是绝对的高龄了。

蒂索在当时牛到什么程度呢？

他当时有个外号，叫"莱芒湖畔的希波克拉底"。

他的名声不仅传遍欧洲，而且传到全世界。每年有大批的君王、绅士、名媛、贵妇来找他诊治，还有很多病人在洛桑常住。他们和他们的家属、随从，为洛桑带来了巨额收入。"他们云集于此，给我们的城市带来了活力与辉煌。"

一名当地的政府官员感谢蒂索时说："先生，沃州，尤其是洛桑能够脱贫致富，您无疑立有头功。如果允许您从每一笔收入中抽取十分之一，您早就成为本州最大的富豪了。"

蒂索就这样以一己之力将洛桑变成了欧洲的医疗中心，拉动了整座城市的 GDP 增长，制造了无数的就业机会，让整个洛桑脱贫致富。

他是电，他是光，他是唯一的神话；他是协和、安贞、阜外、宣武、积水潭再加北大！

蒂索以其声名之隆，跻身于当时最伟大的人物之列。1781 年，一位俄国贵族少年的家庭教师备课时，说自己受"蒂索、卢梭和洛克的著作"启发。1774 年，一个病人给蒂索写信时说道："先生，您是人类的救星，也来做做我的救星吧。"列国王室不断给蒂索发出邀请，许以优厚的待遇，但均被他拒绝。

那么，神医蒂索的医术到底如何呢？

以我们现在的医学观点看，他简直就一无是处。无论是诊断还是治疗方面，蒂索都没有任何值得称道的创新和成果。

对于治疗，蒂索和当时的绝大部分医生一样，有一个万能的治疗方案：放血。对于病因，则有一个万能的解释：自慰。

关于放血，蒂索在他所著的《论大众健康》里面这样写道：

"胸部发炎或者胸部疼痛时，主要治疗方法，就是放血。

"对于另一种更经常也更要命的疾病胸膜炎，同样必须放血，如果症状没有减轻，那就应该再次放血。

"对于最剧烈也最危险的炎性腹痛，唯一的治疗方法，就是在臂上大量放血。

"受了伤或者挫折要放血，孕妇咳嗽严重，也要放血。还有一些别的症状，出于谨慎，也要放血。"

我琢磨着，当年欧洲肯定没少留下"蒂索放血救王子""蒂索放血救公主""蒂索放血救国王"之类的神奇传说。不过，现在人们都不好意思提了。

如果说在发扬放血疗法方面，蒂索只是做了微小的贡献，那么，在妖魔化自慰方面，他可谓集西方传统医学的糟粕之大成，将传统医学中的愚昧发展到了极致。由于他在西方医学界的崇高声望，他撰写的关于自慰问题的著名著作《论俄南之罪》流毒何止百年。至今，一些戒色网站和论坛，依然在引用他的理论。

俄南之罪，在西方是自慰的别称。这个名字来源于《圣经》中《创世记》第38章："犹大的长子珥在耶和华眼中看为恶，耶和华就叫他死了。犹大对俄南说，你当与你哥哥的妻子同房，向她尽你为弟的本分，为你哥哥生子立后。俄南知道生子不归自己，所以同房的时候便遗在地，免得给他哥哥留后。俄南所做的事在耶和华眼中看为恶，耶和华也叫他死了。"

其实严格意义上讲，俄南的做法不属于自慰，而是属于体外射精。按照《圣经》的本意，俄南的罪过，恐怕主要是不遵从父亲的吩咐和风俗去为嫂子留后，而不是体外射精本身。但是，基督教神权统治下的中世纪欧洲奉行禁欲原则，主教们认为肉欲是万恶之源，男女之间做不可描述之事的唯一目的就是遵照主的要求繁衍后代，而绝不允许享受肉欲。那时候，夫妻之间啪啪啪不能开灯看到对方的肉体，不能脱衣服，甚至连啪啪啪的姿势都只能是教会规定的传教士体位。

无论是自慰还是体外射精，都属于万恶的不以生殖为目的的纯粹享受肉体快乐的行为，因而也就被划归为一类。俄南被上帝认为为恶的原因，由不听老爸的话给嫂子留后，变成了不该把精液射在地上这一行为本身。而俄南之罪，最后也成为自慰的代名词。

最初对自慰的批判，主要是从神学和道德的角度，并没有提到这种行为对健康的危害，甚至有人认为这一行为是有益于健康的。当然，即使有益于健康，那也是严重冒犯上帝的罪过。

但是，很多事情都遵从这么一个演变规律：这件事情道德上是坏的——这件事情是坏的——这件事情在其他方面肯定也是坏的。自慰也难逃这个规律。既然自慰是一种上帝不能容忍的罪恶，那么断定这种行为损害健康岂不是合情合理？

在这种大背景下，自慰有害健康的论调，也就毫不意外地出现并逐渐被包括传统医学界在内的社会大众所接受了。

1715 年，在伦敦出版了一本只有几十页的小册子，名为《俄南之罪：或自渎的可耻罪恶，与该行为对两性造成的严重后果，以及在身心两方面给受害人的建议》。作者调动了医学、道德与宗教的观点，对自慰的危害进行了耸人听闻的宣传，认为性自慰是众多疾病的根源。

这本小册子的作者叫贝克尔，是一个卖大力丸的江湖骗子。他写这本小册子的目的，完全是为了推销自己的"壮阳补酒"和"强身粉"。这种"你有病，病很重；我有药，药很贵"的营销模式，直到今天也屡见不鲜。想想前几年，一个江湖骗子宣传吃绿豆治百病，能忽悠得大陆绿豆脱销，就知道这种营销手段的威力了。

这本小册子后来不断再版，内容也越来越丰富，对自慰造成的严重损坏健康的病例补充也越来越多，越来越耸人听闻。由于其巨大的成功，模仿作品不断出现，造成了巨大的社会影响。

但是，贝克尔毕竟是一个江湖骗子，他的话的分量终究不能和医学专家相比。以医学的名义将自慰彻底污名化的，就是我们前面说过的名动欧洲誉满天下，被称为"人类救星"的"莱芒湖畔的希波克拉底"——蒂索。

贝克尔与蒂索的区别，类似路边诊所医生与协和医院教授的区别。

1760 年，蒂索在洛桑出版了法文版的《论俄南之罪》，进一步加强了性自慰致病的论断。在这本书中，蒂索不仅将几乎所有疾病的病因都归结于自慰，更是从"科学"角度对自慰为什么会损害健康，提出了一套系统完整的理论，这套理论集胡说八道之大成，令人叹为观止。其神奇绝对不亚于"肾属北方之水，土能克水，所以黄土能治肾病"，甚至犹有过之。

为什么自慰有害健康呢？蒂索认为，人体的运转，是靠体液维持的。但体液也分不同的等级，而精液是顶级的体液，是动物的精髓，一盎司精液等于四十盎司血液。精液控制其他一切体液，消耗精液会导致其他体液衰减甚至腐败变质。当精液不足时，人体消化、吸收、排泄都不能正常进行，会出现你所能想到的一切毛病。

这个理论，有两个难题要破解。第一个难题是：为什么被阉割的人没有精液了，身体却依然健康？第二个难题是：同样是精液丢失，为什么自慰的危害比性交甚至滥交还要大？

这两个问题被蒂索以高超的弯道技术完美化解。

为什么被阉割的人身体依然健康？因为这些人一直处在儿童状态啊，他们虽然没有精液滋润，但是也没有失去为转化成精液所消耗的血液啊。

那为什么自慰的危害比性交甚至滥交大呢？可能这个题目确实有点难，神医蒂索用了整整一个章节，洋洋洒洒地讲出了八大原因。限于篇幅，我们仅欣赏其中两条。

一个原因是出汗。汗液有滋补强身的作用。性交的时候，双方会互相吸收对方的汗液滋补自己，而自慰的时候只有失去没有吸收。

还有一个原因是灵魂的快乐。在性交过程中，灵魂可以得到快乐，这种灵魂感受的快乐有助于身体健康。而自慰是得不到这种快乐的。

其他几条的胡说八道程度大体与此类似。

由于蒂索的地位和身份，他这部"医学"著作的影响极为深远，可谓流毒百年。医生们把所有搞不清病因的疾病一股脑全部推给自慰。由于自慰的普遍性和私密性，这一做法对医生极为有利。想象一下这样的医患对话：

"医生，我这病到底咋回事啊？"

"你自慰吗？"

"哦，是的。"

"那就是自慰引起的。"

"医生，为什么我的病老不好啊？"

"你戒掉自慰了吗？"

"偶尔犯过一次。"

"就是因为你自慰没戒掉才老不好啊。"

总之，医生们进入了一个幸福的时代——不知道这病是咋回事，那就说因为自慰；不知道这病该咋治疗，那就去放血。

医生们不断补充因为自慰导致的种种疾病的案例，由于自慰是如此普遍，以至于几乎所有疾病都可以归咎于自慰。大名鼎鼎的《大不列颠百科全书》也全盘接受了蒂索的观点，性自慰被彻底地污名化了。

随之而来的，就是针对自慰的种种预防和矫正手段。那个时代的医生，为了根除自慰这一他们认为严重威胁人类健康的恶习，殚精竭虑地进行了各种努力和尝试。

这些尝试包括：孩子由父母陪睡，睡前让孩子活动到精疲力竭，睡觉的时候困住孩子的手。这些是温和的。

还有一些，就不那么温和了。这些办法包括：给男孩子佩戴能把阴茎全部罩进去的金属罩，还有带刺的、一勃起就会引发剧烈疼痛的阴茎环。

如果这些不那么温和的手段还不奏效，接下来的手段就近乎野蛮和残忍了。这些办法包括：锁阴术（将女孩的阴唇缝合，遮住阴蒂，避免触摸）、阴蒂切除术、包皮环缩术，以及长期反复烧灼男孩子尿道等。

无数医生，就这样将他们的聪明才智浪费在这样荒唐的领域。蒂索之后，这样的荒唐持续了一百多年。

或许，我们不能过度地责怪蒂索和他的追随者，在那个年代，现代医学尚处在萌芽状态，现代医学的理论，包括科学的研究方法和统计学方法都还没有建立。而破除自慰有害论的观点，也恰恰是随着现代医学的发展逐渐完成的。

18 世纪后半叶，在科赫和巴斯德等人的带领下，细菌学兴起，大量疾病的病因得以明确，自慰在疾病发病中的作用逐渐被排除。此后，随着医学的不断发展，自慰与各种疾病的关联均被一一剥离。

虽然在漫长的时期内，医学界依然认为自慰有害健康，但是，对其危害程度的评价在不断地降低。

真正革命性的突破发生在1948年，这一年，美国科学家出版了《男性性行为》一书。1953年，《女性性行为》也问世了。两本书合成《金赛性学报告》，而金赛也因为这两本书成为名垂千古的性学大师。

金赛和同事们历经多年努力，搜集了近18000个与人类性行为及性倾向有关的访谈案例，积累了大量极为珍贵的第一手资料，用大量的访谈资料和分析图表，第一次向世人揭示了男性性行为与女性性行为的真相。

金赛以翔实的数据向世人证明，自慰是一件极其普遍、极其一般的事情，因而也是一件极其正常的事情。

有人评价说，自慰话题，始于蒂索，终于金赛。

1991年6月，第十届世界性科学大会在荷兰的阿姆斯特丹召开，荷兰卫生、文化和社会部部长在大会开幕式上代表组委会庄严宣告："自慰以前被认为是一种病态，但现在被认为无害，甚至是健康的行为。恰恰是那些不能自慰的人容易产生健康问题！"此时，来自58个国家的800多名性科学专家和学者报以热烈的掌声表示赞同。

大量研究已经证明，自慰不会引起人体生理、心理的异常，也不会引起性功能障碍。相反，自慰已成为治疗某些性功能障碍（如性冷淡、性高潮缺失、早泄、阳痿、阴道痉挛等）的有效手段。自慰的危害就在于对自慰的误解导致的恐惧。

目前医学界的主流观点认为，手淫是无害的。对性愉悦的追求，是每个人与生俱来的本能，如果能够不通过麻烦别人就享受这样的愉悦，并没有什么不好。手淫不会发生意外妊娠，也不会传播性病，是一种相对安全的性行为。

我知道，很多人对于"过度"自慰是否有害依然有疑虑。但这个问题，其实是个伪问题。食色，性也，性欲和食欲一样，取决于个人需求。如果性欲满足了，或者身体过度疲劳了，人自然就不会自慰。而如果性欲未能满足且身体状况允许，那么又何来"过度"一说。

美国政府出版的《育儿手册》中有关于儿童自慰问题的建议。1914 年的版本中写到，儿童可能被这种有害行为断送一生，父母必须在第一时间制止，并推荐使用夜间捆绑孩子的手脚等方法。而在1951 年的版本中，则建议不要对孩子的自慰行为说不，因为这样会让孩子苦恼。

当然，尽管如此，还是要提醒一下：自慰要尽量避免一些危险的方式，比如性窒息或者使用可能伤害生殖系统的器具。同时，性满足方式应该多样化，以免过度依赖单一自慰模式，婚后出现夫妻性生活不协调。

科学潮流，浩浩荡荡。蒂索和他的《论俄南之罪》纵然名噪一时，最终还是被扫进了历史的垃圾堆。而医学，就在不断的扬弃过程中，大步向前！

从"偶尔去治愈"到"努力去消灭"

　　美国纽约东北部的萨拉纳克湖湖畔，长眠着一位叫作特鲁多的医生，他的墓志铭上写着："偶尔去治愈，常常去帮助，总是去安慰。"

　　只要你是个医生，甚至只要你和医疗行业稍微有点关系，你应该就被灌过这么一碗味道厚重的心灵鸡汤。而每个向你灌这碗鸡汤的人，都会语重心长地告诉你："医学的本质，就是帮助患者，安慰患者，而不是治愈患者。"

　　当我第一次被灌这碗鸡汤的时候，还是个颇有点逆反心理的医学生。心中不免嘀咕："安慰和帮助病人自然是应该的，但医生总不能和牧师抢活儿干吧？医学的目的和医生的职责，难道不是尽最大努力去治愈患者吗？怎么帮助和安慰反而成了医学的本质？怎么治愈反而要退居其次？啥时候医生的本质成了牧师和居委会大妈？而治愈反而成了附加属性？"

　　后来我认真探究了这段话的来源，不禁啼笑皆非。

　　这句话，一般认为来源于美国医生特鲁多，但并非出自特鲁多的墓志铭，特鲁多的墓也并不在萨拉纳克湖湖畔，而是坐落于纽约保罗史密斯地区的圣约翰郊野公墓。这段话既不在特鲁多医师的墓碑上，也不在萨拉纳克湖湖畔特鲁多研究所内特鲁多医师的雕塑上，而是写在特鲁多研究所内图书馆的墙上，是用法文书写的："Guérir quelquefois，soulager souvent，consoler toujours."

　　此外，这句话并非为特鲁多医生原创，一种说法是来源于 15 世纪的法国格言，比特鲁多早生了足足 200 年的"现代外科学之父"安布鲁瓦兹·巴累将其译为"Cure occasionally，relieve often，console always"。

　　这段话的翻译其实也有些小问题，按照法文原意翻译过来，正确的意思应该是：有时候去治愈疾病，常常去减轻痛苦，总是去安慰患者。从医生的角度看，这三句话其实逐级推进，针对不同程度的患者：有极少部分患者，可以治愈；还有部分患者，可以减轻其症状；而对绝大部分患者，由于没有有效的医疗手段，只能予以心理安慰。

　　这哪是现代医学的功能定位和医学本质的阐述，这根本就是医生面对人类尚无法战胜的疾病时无奈而绝望的悲鸣。

　　让特鲁多医生发出这种悲鸣的疾病，叫作结核病。而特鲁多，就是一名身患结核病并死于结核病的结核病专家。

　　特鲁多医生 1848 年出生于纽约的一个医生家庭。他 19 岁那年，哥哥感染结核病并不幸去世。第二年，20 岁的特鲁多进入哥伦比亚大学内外科医师学院学习，并于 23 岁那年顺利毕业。毕业后的特鲁多与心上人结了婚，在欧洲度完蜜月后，在纽约长岛开始了自己的医生生涯。就在这时候，悲剧降临了。25 岁的特鲁多开始出现咳嗽、发热、消瘦等症状，经过检查，他被确认罹患肺结核。

在那个年代，结核病等同于绝症。

结核病是一种比人类历史都古老的疾病，许多科学家认为，结核病菌来自一种腐生生物，先传染给活体冷血动物，进而传染给活体温血动物，最后传染给人类。事实上，结核病在动物界普遍流行。能让人得病的，主要是牛型和人型结核杆菌。

欧亚大陆和非洲的考古学证据表明，至少在新石器时代，结核病就已经成为人类的顽疾。科学家们在 9000 年前的以色列人遗骸上发现了肺结核感染的痕迹。早在 6000 年前，古巴比伦陶片上的楔形文字就准确记载了结核病的症状，并推测其具备传染性。在埃及，公元前 1000 年的木乃伊身上，发现了典型的脊柱结核和结核导致的腰肌脓肿。

从亚里士多德到中医典籍，虽然称谓不同，但均对结核病的症状有非常准确的记载。千万年来，世界各地医生对结核的治疗方法五花八门，鲁迅先生的名作《药》中的人血馒头，就是中国民间治疗痨病（肺结核）的良方。这些千奇百怪的治疗方案有一个共同点：无效。

有历史学家研究清朝宣统年间（1909~1912 年）北京灵柩出城登记簿，死于痨病的竟占 43.67%，比例为第一。1936 年，中国全国人口 4.5 亿，结核病人 2700 万，每年死于结核病的有 148 万。

欧洲的结核病大流行是在工业革命后，社会化大生产导致工厂工人大量集中，造成结核病的广泛流行和传播，由于患者在结核病晚期身体重度消瘦，营养不良、贫血导致肤色苍白，所以结核病又被称为"白色瘟疫"。结核病是如此普遍，以至于那个年代的文学作品中，随处可见这样的男女主角：脸色苍白消瘦，不停地咳嗽。

19 世纪中期及晚期，也就是特鲁多医生的年代，每四个因病死亡的人中就有一个是因为结核病而死。而一旦罹患结核病，极少有人能够从病魔手中生还。在结核病的患者和牺牲者中，有诸多耳熟能详的名字：肖邦、契诃夫、济慈、歌德、梭罗、席勒、拉马努金、卡夫卡、冼星海、瞿秋白、郁达夫、萧红、林徽因，等等。生物学家科赫曾经说过："结核病对人类的危害，即使那些最可怕的传染病如鼠疫、霍乱也应列于其后。"

美好的生活刚刚开始就罹患绝症，特鲁多受到的打击可想而知。他听从医生和朋友的建议，决定换个环境。于是他来到纽约东北部阿迪朗达克山脉的保罗·史密斯酒店住了下来，并尽可能待在户外。神奇的是，在当地度过一个夏天后，他的咳嗽减缓、症状减轻，体重也增加了。

自觉恢复了健康的特鲁多打算返回纽约，但好景不长，他再度病倒。他在家人的陪同下回到阿迪朗达克山脉，病情才再度稳定下来。

在确定自己无法回到大城市生活后，1876年，28岁的特鲁多携家人在萨拉纳克湖湖畔定居，并在这里重新开始医生生涯，他的行医对象主要是运动员、导游、伐木工等。1882年，特鲁多读到了一位医生的论文，文章建议在空气寒冷清新的山中以休息疗法治疗结核。这与特鲁多的想法不谋而合。1883年，靠他在保罗·史密斯酒店认识的朋友的帮助，他开始筹建美国第一家结核病疗养院——小红屋。疗养院于1885年落成，后来发展成为阿迪朗达克小屋疗养院。1893年的一场火灾烧毁了他办公室里的实验室，但在威廉·奥斯勒等友人的鼓励与帮助下，第二年，他建立了致力于研究结核病的萨拉纳克实验室。

说来有些好笑，世人对特鲁多医生印象最深的是那句张冠李戴的鸡汤名言，对其真正的医学贡献却知之甚少。特鲁多医生致力于结核研究，是第一届国际结核病预防与研究协会的主席。他是美国第一个分离出结核杆菌的人。他也是前抗生素时代的公共卫生先驱，他意识到了拥挤的人群对疾病传播的作用，他倡导病人隔离制度以及法定传染病报告制度，他推荐以新鲜空气、锻炼和健康饮食治疗疾病。防控这些疾病的原则至今仍有巨大价值。

特鲁多曾经做过一个著名的兔子实验，他把15只兔子分成三组，第一组兔子感染结核杆菌后放在充满阳光及新鲜空气的小空地上，第二组兔子感染结核杆菌后放到阴湿且食物不充足的坑洞里，第三组兔子未感染结核杆菌被放置在与第二组类似的坑洞里。结果，第一组有四只兔子得以存活，第二组有四只兔子在三个月内相继因病死亡，第三组兔子虽然虚弱，但没有染上结核。特鲁多因此认为，恶劣的环境并不会让人罹患结核病；但一旦患上结核病，良好的外在环境可以改善病情，恶劣的环境会加重病情。虽然疗养治疗无法直接杀死细菌，但对病情的改善有很大的帮助。

特鲁多医生于 1915 年死于结核病，享年 67 岁。

可以说，在对抗结核病方面，特鲁多医生做到了他那个年代的极致。这种疗养治疗虽然能够缓解部分患者的病情，但结果依然令人极其沮丧。从滑铁卢战役到特鲁多去世的 100 年间，20~60 岁的成年人中，结核患病者的死亡率是 97%。

特鲁多医生医生育有四个子女，其中三个早逝，一个一岁左右夭折，一个 20 岁左右死于肺炎。他的女儿夏洛特，则在 16 岁读书时感染结核病。感染后的夏洛特回到父母身边，在萨拉纳克结核病疗养院由父母亲自照看，但依然在三年后不幸去世。

特鲁多医生患结核病后能活 40 多年，固然与在空气清新的萨拉纳克常年疗养有关，但细究起来，恐怕更大程度上要归功于所感染菌株毒力较弱，以及逆天的运气。即便如此，他最终依然未能逃脱结核病的魔爪。

网上流传着一首作者不明的写肺痨的诗：

百代飞光七万载，贫寒富贵尽折伤。咳咳血染门前草，叹叹飞花落雨塘。病骨恹恹泉路近，孤坟岁岁断人肠。凭君莫怨当年事，历代医家未有方。

好一个"凭君莫怨当年事，历代医家未有方"！

现在，回过头来，再看特鲁多研究所墙上那句著名的"偶尔去治愈，常常去帮助，总是去安慰"，你觉得这到底是在阐述医学的本质，还是在哀叹医生的无能？

医生追求的是治愈，而不是安慰。那些不满足于仅仅安慰患者的医生和科学家们，殚精竭虑地追寻治愈结核的方法。这条探索的道路，无数人走了数百年。终于，借助于现代医学的力量，在无数前人努力的基础上，有几位盖世英雄横空出世，为人类战胜了肆虐千万年的病魔。

在对抗结核病方面，第一个取得里程碑式突破的英雄，叫作罗伯特·科赫，德国人，人类历史上最伟大的医学家之一。

科赫生于 1843 年，比特鲁多大五岁，巧的是，他也比特鲁多早去世五年，两人都活到了 67 岁。在科赫年代的德国，结核病是威胁生命的"头号杀手"，每三个新生儿和每两个成人中，即有一位结核病患者。对于结核病人，人们争执不休，由于结核病往往家族聚集，很多人认为结核病是一种遗传病。

1865 年，法国军医维尔曼证明结核病可以通过接种传播给动物，证实这是一种传染病。但是，对于病原微生物是什么，并不清楚，直到科赫，这个矿工的儿子，最终揭开谜团。

科赫为研究病原微生物制定了严格准则，被称为科赫法则，沿用至今，包括：一种病原微生物必然存在于患病动物体内，但不应出现在健康动物体内；此病原微生物可从患病动物分离得到纯培养物；将分离出的纯培养物人工接种敏感动物时，必定出现该疾病所特有的症状；从人工接种的动物可以再次分离出性状与原有病原微生物相同的纯培养物。

为了使细菌在结核显微镜下现身，科赫实验了多种染色方法，他的手曾经因为长时间浸泡在二氯化汞溶液中，变得乌黑发亮。终于有一天，当他用次甲基蓝进行染色后，在显微镜下发现了蓝色、细长的小杆状体，它们看上去比炭疽杆菌小得多，有一定的弯曲度。他终于发现了结核杆菌！第一步完成！

以当时的培养技术，几乎没有合适的培养基能在动物体外培养出纯菌种。科赫筛遍了所有的培养基，又新配制了许多特殊成分的培养基，结核菌都不生长。面对挫折，科赫毫不气馁，继续探索，终于摸索出了全新的血清培养基。完成了细菌体外培养任务。第二步完成！

科赫将健康动物与感染动物共同饲养，3~4 个月后，他又将结核杆菌注射进健康动物腹腔内，成功使受试动物感染结核病。自然传播与试验室传播均获得成功，第三步完成！

新的感染动物中再次培养出结核杆菌，第四步完成！

1882 年 3 月 24 日，科赫在柏林生理学会上宣布，他找到了结核的病原体——结核杆菌。

科赫研究了 98 例人结核，接种了 496 只实验动物，取得 46 份纯培养动物，在 200 只动物中进行细菌毒力实验。千辛万苦，百折不挠，终成正果。

此时，特鲁多医生正在筹建他的结核病疗养院。在得知科赫的成果后，他重复了科赫的研究，成为美国第一个分离出结核杆菌的人。征服结核的第二个里程碑，是由两位英雄共同铸造的。他们是法国细菌学家卡尔美（Albert Leon Charlmette 1863~1933）和介林（Camille Guerin，1872~1961）。

在科赫确认结核杆菌是结核病原菌并成功在体外培养结核杆菌后，制造结核疫苗的研究就提上了日程，科学家尝试了种种方法，但最终都失败了。失败者中，包括神级科学家科赫。

在经过无数的探索之后，卡尔美发现，胆汁似乎可以弱化结核杆菌的毒性。而失去毒性的病菌，有可能就是疫苗。

1908 年，卡尔美和介林将科赫分离出的牛结核菌接种在了含有胆汁的培养基中。这是一株毒力很强的菌株，可以使一头半吨重的牛感染肺结核。如果要让这株细菌变成疫苗，需要在保证活性的同时，将其毒性降低到对人体完全没有致病力。

此后，每 2~3 周时间，他们就将这株结核杆菌重新接种到新的培养基中培养一次，再挑出毒力最弱的细菌进行下一次接种。

培养到第 33 代，1 毫克细菌已经不能使豚鼠死亡，而此前只需要 0.01 毫克细菌就可以使豚鼠死亡。

培养到第 60 代，细菌对猴子失去致病能力。

经过整整 13 年时间，他们整整接种了 231 代，终于获得了可以用于疫苗的安全菌株。这株细菌对动物失去毒力，但能刺激动物产生对抗结核抗体。

这株菌苗，就是大名鼎鼎的卡介苗。

1921 年卡尔美和介林研制的卡介苗进行了第一次临床实验，实验对象是一名刚出生不久的婴儿，婴儿的母亲已经丧命于肺结核病。实验获得成功，这名婴儿获得了对结核的免疫力。

1924 年，卡介苗正式公之于众，到了 1928 年，法国已经有 5 万多名儿童接种了这种疫苗。疫苗效果惊人，结核病感染率下降了 80% 以上。

这时候，意外出现了。

1929 年，卡介苗进入德国。在德国的吕贝克市立医院里一共有 251 名新生儿接种了卡介苗，结果 72 人死亡，其中 68 人尸检结果为结核杆菌感染导致死亡。一时舆论哗然。

20 世纪初期，自然疗法、反疫苗以及反人体实验运动盛行。这起事故引起了铺天盖地的反疫苗浪潮。最终，当地法院经过 76 天的调查，发现是医生误将一株毒力很强的结核菌株混在了卡介苗中导致的严重事故，与卡介苗本身无关。

但经过严重打击的卡介苗，声誉从此一落千丈，不少国家的医学界心存疑虑，决定完全停止接种卡介苗。此后整整 15 年时间，这一本可以挽救无数生命的成果，一直得不到广泛使用。

二战后，全球结核病的流行终于使人们重新重视卡介苗。1948年 6 月，巴黎召开了第一次国际卡介苗会议。会议总结过去 25 年的使用经验，明确表示卡介苗对人体无害，也是最有效的预防结核病的措施。卡介苗终于彻底洗清了不白之冤。

可惜，卡尔美没有等到这一天，1933 年，70 岁的卡尔美因病去世。

今天，卡介苗已经成为绝大多数国家儿童的常规接种疫苗，使数十亿人逃脱了结核病的魔爪。

取得人类战胜结核第三个里程碑式胜利的人，叫瓦克斯曼，他是抗结核药物链霉素的发现者。

回顾瓦克斯曼发现链霉素的过程，虽然他本人确实出类拔萃，但也不得不感慨"时势造英雄"。

瓦克斯曼是美籍乌克兰人，沙皇倒台后，俄国陷入动荡。1910年，瓦克斯曼跑到美国投奔了他的表兄，在表兄所在的农村务农。不甘心一辈子修理地球的瓦克斯曼一心想做医生，考取了哥伦比亚大学医学院，却付不起学费。心高气傲的瓦克斯曼不愿意接受别人资助，便去了当时很小的罗格斯大学，获得了全额奖学金，专业是土壤微生物，研究方向是放线菌。

为什么他能拿全额奖学金呢？原因很简单，这个专业实在太冷僻，没人愿意学。他是该学校土壤微生物专业唯一的学生，而放线菌这一块，全美国根本就没人研究。

瓦克斯曼就这样学士、硕士、博士一路顺顺利利地读了下来，博士毕业后回到罗格斯大学工作，成为微生物专业的一颗新星。

就在这时候，土壤微生物学这个曾经冷僻的、没人干的专业突然火起来了。

青霉素的巨大成功，给了科学界巨大的启发。青霉素和磺胺对结核杆菌都没有效果，但既然霉菌能够产生青霉素，那么为什么其他微生物不能产生抗菌物质呢？与此同时，人们注意到结核杆菌在土壤中会被迅速杀死的现象，从土壤微生物中提取抗结核药物成为一个研究方向。

1939 年，在药业巨头默克公司的资助下，瓦克斯曼带着他的学生，开始对土壤中的上万种菌株进行筛选，研究出一系列从土壤中分离抗生素的方法和技术，先后分离出了多种抗生素。

1943 年，成功终于到来了。瓦克斯曼的一个叫萨兹的学生成功从灰色链霉菌分离出了对结核杆菌有特效的物质——链霉素。经著名的梅奥诊所实验证实，链霉素对结核病有极佳的治疗效果。

链霉素是人类历史上第一种能够治愈结核病的药物。此后，异烟肼、利福平、吡嗪酰胺、乙胺丁醇等抗结核药物逐渐开发出来，结核病无药可治的时代终于成为历史。

至此，发现病原，制备疫苗，寻找有效治疗药物，人类征服结核的三大战役，至此纵获全功。医生对结核病患者，终于从"偶尔去治愈，常常去帮助，总是去安慰"，变成了"偶尔能碰到，基本能治愈，努力去消灭"。

但消灭一种疾病并不是那么容易，即使人类掌握了可以战胜它的武器。

2014 年，全球有 960 万人罹患结核病，150 万人死于该疾病。95% 以上的结核病死亡发生在低收入和中等收入国家，它还是导致 15~44 岁妇女死亡的五大原因之一。我国 2014 年的新发肺结核人数为 93 万，位列印度（220 万）和印度尼西亚（100 万）之后，为全球第三。

在我国，结核病一旦被发现是要到专科医院进行诊治的，诊断明确的结核病患者可以接受免费的抗结核药物治疗。患者是否需要隔离主要看痰中有无结核菌，只有严重的肺外结核和痰排菌阳性的患者需要住院，其他患者均主张居家治疗。

最后，结核病以前是绝症，现在并不是，合理就医，加强管理，结核病是可以控制的，不需要恐慌，但也不能忽视。

柠檬、豆芽与战争

　　1904年12月1日，日俄战争正处在胶着状态，本该在司令部统筹全局的日军满洲军总参谋长儿玉源太郎，离开奉天前线，来到旅顺战场。

　　他没法不来，此时旅顺城外的一个高地的争夺，已经关乎日本的国运。

　　这个高地的名字，叫作203高地。

　　1894年，日本发动甲午战争，全歼中国北洋水师。清政府被迫割地赔款，将辽东半岛割让给日本。消息传出，俄国大为不满，联合各国干涉，日本被迫在索取三千万两白银的赎辽费后，将辽东半岛归还。

　　此后，俄国在东北不停地鲸吞蚕食，将当年强迫日本吐出的地盘，收入自己囊中，整个东北，成为俄国势力范围。旅顺也在1897年被强行占据，俄国由此获得了梦寐以求的在远东地区的不动港。

　　而吐出辽东后的日本，靠从中国获得的巨额赔款，扩军备战，誓报此仇。

1904 年，日俄战争爆发。卧薪尝胆十年的日军，将狂妄轻敌的俄军打得溃不成军，节节败退。但是，随着俄军的不断败退，其后勤补给线不断缩短，而日军的补给线却不断拉长，战争最终陷入了僵局。

在儿玉源太郎赶往旅顺的时候，战争局面是这个样子的：

陆军方面，俄军一败再败，日军已经把战线推进到奉天一带。旅顺成为日军围困下的一座孤城。但是，乃木希典指挥的第三军，始终无法攻克旅顺。旅顺不攻克，日军后方就始终存在令其如芒刺在背的几万俄军。而日本精锐的第三军，就只能被牵制在旅顺城下，无法北上参与奉天会战。

海军方面，日本联合舰队将俄军舰队击败，俄国舰队被迫躲在旅顺港内。但是，俄国舰队主力尚存，并未失去战斗力，随时可以出港作战。为了保卫海上补给线安全，日本联合舰队只能在旅顺港外与俄国舰队长期对峙，无法回国修整。

此时，俄国的军队和物资正通过西伯利亚铁路源源不断地补充到东北战场。俄国波罗的海舰队也从欧洲出发，绕经南非好望角，赶赴远东战场。而日本，已经把本土最后一个师团派到了东北战场。

如果日本不能在俄国波罗的海舰队到达前消灭旅顺港内的俄国舰队，一旦波罗的海舰队到达，双方海军实力将立刻逆转。如果海军战败，日本的海上运输线将被俄国舰队切断，东北战场的数十万日军，将成为俄国军队的瓮中之鳖。

日本要想避免战败的命运，唯有一途：在波罗的海舰队到达之前，消灭躲藏在旅顺港内的俄国舰队，日本联合舰队回国修整备战，迎战波罗的海舰队。

同时，日本陆军必须尽快攻克旅顺，扫除后顾之忧，让长期被牵制在旅顺城下的第三军北上增援奉天战场。尽快击败实力不断恢复和增长的俄军，结束战争。

但是，谈何容易！

当时的旅顺，号称远东第一堡垒。旅顺口原本是北洋海军基地，清政府前后花费数千万两白银，修筑了完整而坚固的工事。1897 年，在沙俄占领旅顺后，用了两年多时间勘探设计，又花了四年多时间大规模修筑防御设施，先后花费 1100 万卢布，雇用技术人员上千名，役使数万名中国劳工，完成了坚固而完整的防御体系，并配备有当时最先进的武器马克沁机枪。

负责进攻旅顺的，是后来号称日本"军神"的乃木希典。

自 1904 年 8 月开始，乃木希典先后全力对旅顺发起了三次总攻击。面对坚固的工事和马克沁机枪组成的密集火力网，进攻的日军一片片倒在战场上，伤亡惨重却战果甚微。仅第一次进攻，日军就伤亡了全军的三分之一。

进攻，失败，要援军；再进攻，再失败，再要援军。旅顺成为一个不折不扣的绞肉机，不断吞噬日军的生命，也不断消耗日军的有生力量。在第三次总进攻前，日本已经将驻守本土的最后一个现役师团派到了旅顺前线。为了支援旅顺战场，日本不惜将守卫本土用的重炮拆下来千里迢迢运到了旅顺前线。然而日军不断付出惨重伤亡的代价，却始终无法取得实质性的进展。

第三次总攻的重点，是203高地。只要占领这个高地，日军就可以俯瞰旅顺港，旅顺城和港内的俄国舰队就会完全处在日军的炮火覆盖之下。

儿玉源太郎带着援军到达旅顺前线指挥部的时候，看到司令部院子里放着一口棺材。身为第三军总指挥的乃木希典，正准备亲自带队冲锋。

此前，乃木希典的两个儿子，长子乃木胜典和次子乃木保典，均在这次战争中战死，乃木希典决心要"三典同葬"，报效天皇。

儿玉源太郎毫不客气地给了老朋友一记耳光，接过了指挥权。将日军全部重炮重新布置，对准203高地进行密集轰炸，并且命令在日军进攻时不停止炮击。

1904年12月1日，儿玉源太郎赶到前线指挥。12月5日，日军在付出惨重代价后，终于占领了203高地。日军在高地建起观察哨，矫正炮位，将旅顺港内的俄国舰队尽数击沉。长期被牵制在旅顺的日本联合舰队终于得以回到本土修整备战。

一个月后，1905年1月2日，旅顺俄军向日军投降。久困于坚城之下的乃木希典第三军终于得以北上，参加奉天会战。1905年3

月，奉天会战结束，俄军惨败。

1905 年 5 月 27 日，对马海峡，修整完毕养精蓄锐厉兵秣马的日本联合舰队，迎战万里跋涉终于赶到战场的俄国波罗的海舰队。日本联合舰队总指挥东乡平八郎升起旗语："皇国兴衰，在此一战。诸君努力，奋勇杀敌。"此役，日本以三艘鱼雷艇的微小代价，摧毁对方三分之二舰只，大获全胜。

1905 年 9 月 5 日，俄国在朴次茅斯同日本签订和约。日本取得了战争的胜利。

旅顺之战，最出彩的人物莫过于儿玉源太郎，他 12 月 1 日到达旅顺接管指挥，调整部署后，仅用一天攻击时间，就夺去了 203 高地，奠定了胜局。而乃木希典，则被普遍诟病，司马辽太郎甚至毫不客气地称其为"蠢将"。

事实真的如此吗？

如果我们仔细翻阅一下历史资料就不难发现，不是儿玉源太郎挽救了乃木希典，而是他在最合适的时机来摘了乃木希典的桃子。

有这么一个拔萝卜的故事：老头、老太太、小狗、小猫一起拔萝卜，还是拔不出来，最后来了一只小耗子帮忙，把萝卜拔出来了。我们能说这个萝卜是耗子拔出来的吗？

不能否认，儿玉源太郎的现场指挥和战术调整确实起了一定的作用。但是，真正导致 203 高地陷落的最重要原因其实是俄军兵力已经耗尽了。

从日本第三军 1904 年 7 月 31 日开始围攻旅顺到俄军投降，历时 155 天，参战日军前后达 13 万人，伤亡累计 5.9 万人。而俄军伤亡 2 万人，被俘 32400 人。

也许你很奇怪，俄军三万多人怎么就当了俘虏了？要知道，俄军投降的时候，乃木希典的第三军也只剩下三万人了。

俄军兵力确实耗尽了，在乃木希典准备亲自上前线"三典同葬"的时候，指挥部设在旅顺市区的俄军总司令斯特塞尔，已经采取极端措施，让市内的医疗兵都拿起武器增援 203 高地，用他的话说就是"医疗兵也可以拿枪"。

为什么会出现这种情况呢？因为半数以上的俄军，都已经因为坏血病失去了战斗力，勉强能战斗的，也已经非常虚弱。

坏血病，是一种营养缺乏性疾病。缺的这样东西，大家耳熟能详，叫作维生素 C。

坏血病的早期症状是四肢无力、精神消退、烦躁不安、容易疲惫、肌肉疼痛、精神抑郁，然后出现脸部肿胀、牙龈出血、牙齿脱落、口臭、皮肤下大片出血等症状，最后是严重疲惫、腹泻、呼吸困难、骨折、肝肾衰竭而致死亡。

维生素 C 是体内极为重要的一种水溶性维生素，具有多种作用。其最重要的作用之一，就是参与胶原蛋白的合成。胶原蛋白是纤维组织的基本结构，是构成骨、软骨、牙齿、皮肤、血管壁、肌腱、韧带及瘢痕组织的重要成分。

胶原蛋白在人体内的作用，类似于高楼大厦中的水泥。大家可以想象一下，如果一座大厦里的水泥没有了，这座大厦是个什么情况。

作为血管内皮细胞黏结物的胶原蛋白，其合成一旦受影响，血管壁便难以保持完整，毛细血管脆性及血管壁渗透性增加，可以使皮肤、黏膜、骨膜下、关节腔及肌肉内出血。这也就是"坏血病"这一名称的来源。

除此之外，患者还会出现牙齿松动、牙龈肿胀等表现。严重情况下患者无法咀嚼任何食物。法国路易九世带领军队攻取达米埃塔的时候，坏血病在军队蔓延，为了让患者能够进食，身为现代外科医生祖师爷的理发师们，不得不活生生剪掉患者肿胀牙龈上的一大块肉。在没有麻醉药物的年代，真佩服这些前辈竟然能下得去手。

维生素 C 是对人类极为重要的一种营养物质，遗憾的是人类自身无法合成它。事实上，除了维生素 D 和维生素 K 之外，人类的身体无法合成其他任何一种我们必需的维生素。

其实，大多数哺乳动物，都可以在自身肝脏内合成维生素 C。但是，大约 6000 万年前，人类和灵长类动物的共同祖先体内用于制造维生素 C 的基因（即"L- 古洛糖酸内酯氧化酶基因"，简称 GLO）发生了严重突变，从此无法合成蛋白质 GLO 酶，也就无法制造维生素 C。

幸运的是，这一变异并未威胁到我们祖先的生存，维生素 C 在新鲜植物中含量很丰富，而且，短时间的维生素C缺乏，不至于造成严重后果，因为人类体内正常储备的维生素C可以维持机体2~3个月的需求。这些储备，足以让北方的居民顺利度过因为新鲜蔬菜水果缺乏而维生素C摄入相对不足的冬天。

在以往，最常见的造成长时间维生素C摄入不足的情况有两种：一是战争时期，二是长时间离开陆地在大海中航行。这两种情况下都会出现长时间新鲜蔬菜、水果供应不足，导致维生素C缺乏，引起坏血病。

1497年7月9日到1498年5月30日，葡萄牙航海家达伽马发现了绕过非洲到达印度的航线。但在这趟航行中，他的160个船员有100多人死于坏血病。

事实上，从大航海时代开始后的很长时期，坏血病一直是航海者的梦魇。它曾有一个使用很广泛的名称：航海性紫癜。

回顾人类战胜坏血病的历史，会发现一个令人扼腕的现象：其实很多航海者，甚至包括一些著名的航海者，已经注意到了坏血病和新鲜食物缺乏之间的关系，并采取了行之有效的预防措施。但遗憾的是，他们的做法并没有被广泛认可和接受。

其中一个比较典型的例子是大名鼎鼎的库克船长，他在1768年到1780年间三次远航太平洋，坚持在任何可能情况下靠岸并尽量补充新鲜蔬菜和水果，他相信芹菜、德国酸白菜和"坏血草"有抗坏血病作用。所谓"坏血草"，可能是人们在实践中发现的富含维生素 C 的某种或者某几种植物。有一次他在旗舰带了 7860 磅的德国酸白菜，一年航程中船上 70 人每人每周有两磅的供给。酸白菜的维生素 C 含量非常丰富，每 100 克酸白菜含有 50 毫克维生素 C。在漫长的航行中，他的船员无一人因为坏血病死亡。

还有一个成功的案例是荷兰东印度公司的舰队长官詹姆斯·兰开斯特，1600 年，他在自己的舰队旗舰上准备了柠檬汁，每当船员出现坏血病的症状，就给他们每天早晨喝 3 满汤匙柠檬汁。当船队到达好望角时，424 人中有 105 人死亡，而旗舰上无一人死亡。

为什么这些行之有效的做法没有被普遍接受呢？答案很简单：当时对坏血病病因的解释和治疗办法太多了，而且很多解释听起来都非常有道理。伴随着各种理论，各种治疗坏血病的方法往往被同时使用，以至于人们无法分清到底是哪种办法有效。

比如，有人认为坏血病是船员食盐摄入过多引起的。考虑到当时船员的主要食物是面饼、鱼和咸肉，而得了坏血病的船员上岸后很快痊愈，这种说法非常有说服力。

赵子龙在长坂坡杀个七进七出，到底是因为他勇武过人，还是因为阿斗真龙之气的护佑？

面对各种伪科学，医生经常需要费口舌解释的一个问题是：如何证明某种治疗药物或方法是有效的？

答案是对照试验。

1740 年，英国皇家海军的詹姆斯·林德医生，就坏血病的治疗做了一次对照试验。虽然以现在的观点来看，这个试验远远达不到现代临床试验要求的大样本、随机对照双盲等要求，但也足以流芳千古。

他把12名患有坏血病的患者分成六组，分别采用六种据说有效的方法治疗：第一组服用苹果酒治疗，第二组服用硫酸丹剂治疗，第三组服用醋治疗，第四组服用海水治疗，第五组以橙子和柠檬治疗，第六组则以某位外科医生建议的干药糖剂治疗。

结果证明，最迅速和最有效的方式是以橙子和柠檬治疗，其次是饮用苹果酒治疗。

遗憾的是，林德人微言轻，虽然有一些舰队指挥官采纳了他的观点，但直到1795年去世，他关于军舰上应该储备柑橘和橙子等食物的建议也没有得到海军的采纳。幸而英王的御医布雷恩是林德理论的坚定支持者。1795年，布雷恩被任命为英国海军医疗委员会委员，在他的不懈努力下，英国海军部终于采纳了他的建议，通令每个海军官兵每天都必须饮用3/4盎司（22克）柠檬汁。1796年，英国海军中坏血病病例大幅减少。英国海军战斗力倍增，在1797年击败西班牙舰队，缔造了大英日不落帝国。

1805年，拿破仑在英吉利海峡集结大军，准备入侵英国。拿破仑认为，只要法国海军能控制英吉利海峡六小时，法国就将成为世界的主宰。

拿破仑让法国海军突破英国封锁线驶入大西洋，吸引英国海军追击，英国海军在纳尔逊将军带领下，进行了长达三个月的长途追击堵截。得到柠檬汁加持的英国海军，没有一人因坏血病失去战斗力，而法国海军却严重减员。最终，英军在特拉法加海战中完胜法国舰队。拿破仑被迫永久性放弃进攻英国的计划，转而去进攻俄国。

此后，以柠檬汁和酸橙汁预防和治疗坏血病的方法逐渐推广开来。航海者终于摆脱了这个致命的威胁。

回到旅顺战场。

在日俄战争时期，人们早已经学会了使用柠檬汁和酸橙汁来对抗坏血病。但遗憾的是，旅顺城虽然囤积了大量的战备物质，却没有准备柠檬汁和酸橙汁。这只能归咎于俄军的轻敌。俄军虽然将旅顺修建成了远东第一堡垒，却没有重视日本。他们在战前根本没有想到自己会被日军长期围困。

那么，俄军有没有办法摆脱坏血病呢？答案是肯定的。

东北旅顺城内外有大量松树，松针内含有丰富的维生素 C。如果俄军用松针泡水喝，就可以避免坏血病的威胁。

此外，旅顺城内囤积了大量的大豆，大豆如果发成豆芽，会大大增加维生素 C 含量。但是，俄国人不会发豆芽。

俄军投降后，日本从俄军手中接受了大批武器和作战物资，其中包括大炮 546 门，炮弹 8 万发，子弹 225 万发，各种型号水雷上千颗。

投降的俄军俘虏数量，是 32400 人，占领旅顺后北上参战的乃木希典第三军，也仅剩 3 万人。而日本最后一个现役师团，此前早已经开赴旅顺战场。

历史不容假设，但我们仍然忍不住想：如果俄国人会发豆芽……

时耶？命耶？运耶？数耶？

1912 年，波兰裔美国科学家卡西米尔·冯克发表了维生素的理论。他认定自然食物中有四种物质可以防治夜盲症、脚气病、坏血病和佝偻病。四种物质分别被称为维生素 A、维生素 B、维生素 C 和维生素 D。

1928 年，匈牙利科学家阿尔伯特·森特·哲尔吉第一次分离出维生素 C。此后，英国化学家瓦尔特·N. 霍沃恩确定了维生素 C 的结构。二人因此分别获得 1937 年诺贝尔医学奖和化学奖。

1933 年，瑞士化学家莱齐特因发明了维生素 C 工业合成方法，该技术专利第二年被跨国制药公司罗氏制药收购。维生素 C 进入大规模工业化生产时代。

至此，又一种长期威胁人类健康的疾病，被人类征服。

最后，告诉大家一个可以帮你省钱的小窍门：

如果你需要补充维生素 C，到药店以后，请不要理会售货员热情洋溢地推荐的几十元甚至几百上千元的保健品，直接告诉他："我要准字号的。"

听到这话，售货员一般会不情不愿地从不起眼的地方给你拿出一个小瓶，里面是严格按照国家药品标准生产的维生素 C，几块钱，几十片。

海地独立与黄热病

公元前71年，罗马布林底西港附近，斯巴达克斯率领的奴隶起义军和克拉苏领导的罗马军队殊死一战。起义军领袖斯巴达克斯身先士卒，视死如归，最后壮烈牺牲。至此，这次罗马历史上最大的奴隶起义，宣告失败。但斯巴达克斯的名字，却从此载入历史，千古流芳，为无数后人所敬仰。

19世纪意大利作家拉乔万尼奥在他著名的长篇历史小说《斯巴达克斯》中，写到了在这场决战前已经深陷绝境的起义军领袖斯巴达克斯与克拉苏的一场谈判。

面对必败的结局，斯巴达克斯被迫来到克拉苏面前，试图寻求和平。

克拉苏提出："你和你所挑选的一百个人可以获得自由，但其余的人必须放下武器向我投降，他们以后的命运将由元老院决定。或者，如果你感到疲倦，你可以抛弃他们；你不但可以获得自由和公民权，而且可以在我们的军队中担任副将的官职；角斗士的军队失去了你的英明领导就会秩序大乱，不出一星期就会被我彻底打垮。"

面对这样的诱惑，斯巴达克斯断然拒绝背叛自己的战友和手下，选择了战死沙场。

时光荏苒，在斯巴达克斯战死近两千年后，在地球的另一端，又一位奴隶起义的领袖，因为和斯巴达克斯相似的命运和使命，被迫来到敌方将领的面前，寻求和平。他的名字叫杜桑·卢维图尔，海地奴隶起义的领袖。

海地原为印第安人部落阿拉瓦克人的居住地。1492 年，哥伦布航行至此，将该岛命名为伊斯帕尼奥拉岛，意思是"西班牙人的岛"。1502 年，伊斯帕尼奥拉岛正式沦为西班牙殖民地，西班牙人将岛上的印第安人变成自己的奴隶，强迫他们为自己采掘黄金、种植甘蔗和养牛。

西班牙人的残暴统治引起了印第安人的剧烈反抗，但尚处在原始社会的印第安人连铁器都没有，面对装备先进的西班牙殖民者，这些反抗无一例外地遭到了血腥的镇压。有一名印第安人领袖在起义失败后逃到古巴，西班牙人追到古巴将他抓住处死。在处死他之前，一个西班牙牧师假惺惺地让他皈依上帝，以便死后能进入天堂。这名印第安人领袖说："有西班牙人的天堂，我不去。"

由于殖民者的残暴统治加上殖民者带来的天花等疾病，在西班牙人占据这里 50 年后，100 万印第安人近乎灭绝。失去了劳动力的伊斯帕尼奥拉岛逐渐荒废，成为海盗的天堂。后来，法国人逐渐占据了这里，并将这里改名为圣多明克。1679 年，圣多明克被西班牙正式割让给法国。

法国人占领圣多明克后，开始大量建立种植庄园，种植甘蔗、咖啡、烟草、蓝草、棉花等经济作物。其中甘蔗尤为重要。

中世纪的欧洲，糖只能从中东进口，是难得的奢侈品，价格高得惊人。在美洲有了大片大片的甘蔗种植园后，越来越多的糖被运到欧洲，糖的价格随之快速下跌并走入寻常百姓家。17 世纪，英国人每人每年的糖摄取量接近于零，而到 19 世纪则暴涨到大约八千克。

然而，无论是种植甘蔗还是提炼蔗糖，工作环境都极其恶劣。甘蔗种植园中更是疟疾肆虐，愿意在这里工作的人寥寥无几，如果聘用劳工，成本会极其高昂，无法满足市场对蔗糖的需求。

为了获得足够的劳动力，同时降低成本，向欧洲提供廉价的糖，获得巨额的利润，殖民者从非洲大量贩卖奴隶到美洲。从 16 世纪到 19 世纪，大约 1500 万非洲青壮年黑人被运到美洲成为奴隶。这个数字，还只是到达美洲完成奴隶交易的能够统计的数量，一般认为，奴隶贩运的总数约为 2000 万，至少有 200 万黑人根本没有活着到达美洲。

这些奴隶七成在甘蔗园工作，生活十分悲惨，海地岛上法国种植园里的黑奴，平均每天劳动时间 18~19 小时，如果黑人 18 岁被抓到海地，一般活不过 25 岁。

对奴隶的残酷压榨为殖民者和法国政府带来了巨额的利润。1767 年，这里向欧洲出口了 7200 万磅粗糖和 5200 万磅白糖。到 18 世纪 80 年代，圣多明克提供了欧洲市场上 40% 的蔗糖和 60% 的咖啡。圣多明克成为美洲最富庶的殖民地，也是全世界最有利可图的奴隶制殖民地。

1791 年，趁法国爆发革命处于内乱的机会，圣多明克的 50 万黑人奴隶揭竿而起，发动了争取自由的大起义。在起义过程中，奴隶出身的杜桑·卢维图尔凭借出色的组织能力和军事天才，逐渐成为起义军的领袖。

处于内乱中的法国没有能力派出大批军队镇压，不得不在 1793 年宣布废除圣多明克的奴隶制，并于 1799 年任命杜桑·卢维图尔为圣多明克总督，此时的杜桑·卢维图尔已经成为圣多明克的实际统治者。1801 年 6 月，杜桑颁布了宪法，任命自己终身执政。

然而，此时法国的内乱逐渐结束。1799 年，拿破仑发动雾月政变，成为法兰西共和国第一执政。1802 年，他又成为终身执政，并于 1804 年成为法兰西帝国皇帝。

平定了内乱的拿破仑，很快把目光转到了圣多明克。法国在这里的巨大利益使得他最终决定派出大军镇压，恢复法国的殖民统治。

1802 年，由拿破仑的妹夫夏尔·勒克莱尔将军率领的四万名法军远征圣多明克。

四万法军是什么概念呢？

第一次鸦片战争，为了战胜中国，英国派出了四千人的军队。第二次鸦片战争，八国联军数量为两万人。美国独立战争时期，镇压美国独立的英国正规军数量为三万多人。

这次，法国一下派出了四万精锐大军。当时的法军，打遍欧洲无敌手。而圣多明克黑人奴隶的总量，只有50万人。圣多明克没有工业，连粮食都依赖进口。

起义军损失惨重，被迫退入山林与法军周旋。

勒克莱尔宣称，法国只是来推翻杜桑的统治，不会恢复圣多明克的奴隶制。杜桑手下的很多将领被勒克莱尔欺骗，认为只要能够获得自由，即使恢复法国的统治也没有关系。起义军内部出现了严重分裂。

在这个时候，勒克莱尔向杜桑发出了和谈的邀请，称愿保证其安全并与其谈判以早日结束战争。

杜桑相信了，他单枪匹马地来到法军营地和勒克莱尔和谈。而勒克莱尔却比克拉苏卑鄙无耻得多。他立即背信弃义，逮捕了杜桑，将其送到法国监禁。圣多明克再次回到法国的殖民统治之下。

第二年，也就是1803年4月，杜桑惨死在法国监狱中。

然而，废除奴隶制后的圣多明克，经济收入大大下降，为了继续攫取财富支撑拿破仑的穷兵黩武，拿破仑和勒克莱尔始终在谋求恢复奴隶制。圣多明克的黑人虽然并不知道勒克莱尔身上带着拿破仑让他寻找合适时机恢复圣多明克奴隶制的命令，但是，随着周围的各个岛屿逐渐恢复奴隶制，他们很快清醒地认识到，法国人骗了他们。

杜桑在被送往法国的船上，他说了一段流传千古的名言："你们推翻我的统治，只是砍断了圣多明克自由之树的枝干。自由仍会从根部再次发芽，因为自由已经在圣多明克人民的心中扎根。"

尝到自由滋味的奴隶，宁死不肯再次成为奴隶。

为了自由，他们付出了能付出的一切代价，他们可以接受法国的统治，他们甚至可以出卖自己的领袖。但是，他们绝不肯再次成为奴隶。

纵然强弱悬殊，纵然希望渺茫，不自由，毋宁死！

1802 年 10 月，海地黑人在让-雅克·德萨林带领下再次揭竿而起。这一次，他们几乎毫无胜算。他们悲壮地以决死的心态投入战斗，并祈祷上帝的帮助。

而上帝，真的显灵了。一场黄热病瘟疫，就在此刻爆发了。

黄热病是由黄热病毒引起的，主要通过伊蚊叮咬传播的急性传染病。病毒侵入人体后，迅速进入局部淋巴结，并在其中不断繁殖，3～4天后进入血液循环形成病毒血症。继之，病毒侵入肝、脾、肾、心、骨髓、淋巴等处。数日后病毒从血中消失，而淋巴结、脾、骨髓中依然存在。临床以高热、头痛、黄疸、蛋白尿、相对缓脉和出血等为主要表现。轻症患者一般顺利恢复，不留后遗症。重症患者的病死率随每次流行而异，受种族、年龄等多因素影响，可达30% ~ 50%。

按照正常逻辑，在疾病流行爆发时，有更好卫生习惯和生活条件的法军，感染率和死亡率应该比起义黑人低得多。但事实却恰恰相反。四万名如狼似虎的法军，有两万四千人死亡，八千人病倒，只有八千人尚能战斗。1802年11月，法军的统帅勒克莱尔死于黄热病。

而与此同时，起义的黑人却几乎没有受到黄热病的影响。

这是为什么呢？真的是上帝在帮助黑人？

答案要从黄热病的来源说起。

非洲，号称疾病尤其传染性疾病的故乡，人类历史上的多种传染病，比如天花、艾滋病、埃博拉都起源于非洲。黄热病同样起源于非洲，一般认为，黄热病最初来源于非洲的猴子，被蚊虫传染给人类，并随着殖民者的贩奴船被带到了美洲。同时被带到美洲的，还有喜欢吸食人血的埃及伊蚊，蚊虫叮咬是黄热病重要的传播渠道。

身在黄热病流行区，非洲黑人大多幼年时就感染过黄热病，而一旦感染过，就可以获得长期免疫力。圣多明克的黑人大部分是从非洲贩卖过来，已经具备了对黄热病的免疫力。

同时，由于黄热病在非洲的常年肆虐，经过一代代的自然选择，非洲黑人已经对疾病形成了适应性，黄热病对非洲黑人的致病力已经大大下降。黑人感染后普遍症状轻微而且死亡率低。

我们可以推测，圣多明克的黄热病的最初起源，很可能就是一个感染了黄热病但症状比较轻的黑人奴隶。这个奴隶在患病期间被殖民者贩卖到了美洲。然后蚊虫通过叮咬把黄热病传给了猴子。起义者在山地中和法军周旋的时候，蚊虫又通过叮咬把疾病从猴子身上传给了法军。

法军和其他欧洲殖民者一样，从未接触过黄热病，不仅对其完全没有抵抗力，而且死亡率高得惊人。这一幕，和美洲印第安人最初接触殖民者带来的天花病毒时的表现一模一样。

四万法军，在减员 80% 并失去统帅以后，已经无力再战。

1803 年 10 月，在杜桑去世仅仅半年后，圣多明克法军向起义军投降。剩余的八千法军，后来在回国途中被英国俘虏。

1803 年 11 月，圣多明克人民通过《独立宣言》。1804 年 1 月 1 日，圣多明克正式宣告独立，并将独立后国家的名字改为"海地"，并沿用至今。

但是，这场疾病的影响远不止如此。

圣多明克是法国在美洲最富庶的殖民地，但法国在美洲的殖民地远不止这一处，还包括新奥尔良和路易斯安那。

勒克莱尔统帅的四万名法军，是法国在美洲的主要军事力量，由于勒克莱尔军团在黄热病的打击下损失惨重，法国已经没有足够的力量保护新奥尔良和路易斯安那。此时，法国和英国之间关系紧张，战争一触即发，拿破仑不仅无力增援远在美洲的法军，更急于筹措军费与英国作战。在这种情况下，拿破仑最终决定放弃美洲，全力在欧洲争霸。

1803 年 4 月 30 日，法国和美国代表在巴黎签署路易斯安那购地条约，美国以 8000 万法郎（约 1500 万美元）的价格向法国购买了面积达 2144476 平方千米的路易斯安那。购地所涉土地面积是今日美国国土面积的 22.3%，与当时美国原有国土面积大致相当。购买价格大约为每四千平方米三美分。

就这样，因为黄热病，美国占了法国一个天大的便宜。

然而，还有一个大便宜在后面等着。

1879 年，74 岁高龄的法国人斐迪南·德·雷赛布组织了巴拿马洋际运河环球公司，试图再打通一条横跨太平洋和大西洋的伟大航线，预算是 6.58 亿法郎。

斐迪南是苏伊士运河工程的主持者，当时声望如日中天。然而，这个 1881 年开工的工程，最终毁了斐老爷子一辈子的声誉，并险些令他遭受牢狱之灾。

巴拿马运河工程受阻，因素很多，而其中一个重要原因，是黄热病和疟疾。在整个工程期间，有两万两千名工人染病死亡。1889 年巴拿马运河公司宣布破产，法国为此付出了 20 亿法郎的代价（路易斯安那才卖了 8000 万法郎啊），令无数法国投资者血本无归。

善于捡法国人便宜的美国人再次出场，于 1904 年以 4000 万美元收购了法国的运河开发权。然而工程重开不久又被迫再次停工，停工原因很简单——没有工人干活了，85% 的工人都住进了医院。黄热病可怕的症状再加上高死亡率让美国运河工人谈"黄"色变，甚至整船的工人在听到黄热病爆发的传言后便一哄而散。

幸运的是，美国此时已经知道了黄热病的病因。

1898 年爆发的美西战争中，在古巴作战的美军被黄热病折磨得苦不堪言。于是美国政府，在 1900 年成立了专门的委员会研究黄热病的问题，一位名叫里德的军医成为该委员会的主席。

其实，在里德之前，一位叫芬雷的古巴医生就推断黄热病可能是通过蚊子传播的，他为此不惜在自己身上拿蚊子做实验。可惜的是，不是每种蚊子都能传播黄热病，而老先生每次用的蚊子品种都不对，最终与这一重大发现失之交臂。

里德觉得芬雷的观点很有道理，找志愿者又做了一系列的实验，最终确认了黄热病确实是通过蚊子传播的。里德团队的调查同时发现，黄热病病原与细菌有着多方面的不同。后来人们才知道，这种新型致病原的名字叫作"病毒"。

在得知里德的研究成果后，戈格斯医生在哈瓦那展开了灭蚊活动，并成功地控制了黄热病疫情。1904 年，戈格斯被派到运河区考察，回到华盛顿后，他提出了雄心勃勃的运河区近 1300 平方千米的灭蚊计划。虽然这计划遭受了不少非议，但是形势比人强，美国政府最终咬牙同意了这一耗资巨大的方案。

1905 年，美国投入 100 万美元在巴拿马运河区开展灭蚊运动。运动历时一年多，动用 4000 多人的"灭蚊部队"，使用了 120 吨杀虫粉、300 吨硫黄、600000 加仑防蚊油、3000 个垃圾桶、4000 个水桶、1000 把扫帚，还布置了 1200 个熏蒸点，几乎将运河周围弄成一个无蚊区。

运动成果惊人，1906 年 11 月 11 日，巴拿马运河出现最后一个黄热病死亡病例，而疟疾也得到了有效控制。1913 年 10 月 10 日，巴拿马运河竣工。

对黄热病的最后一击，是南非病毒学家马克斯·泰雷尔完成的。泰雷尔发现，通过让黄热病病毒反复感染动物，能够在保持免疫原性的同时降低病毒毒性，这使获得疫苗成为可能。1937 年，泰雷尔和其同事经过反复接种培养，终于获得了安全无害的黄热病疫苗，这就是沿用至今的 17–D 疫苗。疫苗接种后 7 ~ 9 天即可产生免疫力，保持 10 年以上。

1940~1947 年，泰雷尔所供职的洛克菲勒基金会生产了超过 2800 万剂黄热病疫苗，终结了黄热病作为主要传染病的历史。1951 年，泰雷尔获得诺贝尔医学奖。

至此，又一种危害人类多年的疾病，被征服了。

"病入膏肓"——晋景公之死

　　说起晋景公，大家可能不太熟悉，但是，提到《赵氏孤儿》，中国老百姓恐怕没有不知道的。在这个故事里面，忠臣遭奸臣陷害灭族，忠臣的遗孤被追杀，义士交出自己的孩子冒充忠臣遗孤，含辛茹苦地将孤儿养大，最终申冤报仇。这个故事把中国传统美德里的忠孝节义展示得淋漓尽致，感人至深。

　　不过，我小时候对这个故事总有些疑问：那个年代又没有 DNA 检查，谁知道交出去的是真的假的啊？万一被交出去的孩子是真的，而后来继承爵位的孩子是假的咋办？我拿这个问题问老师，被老师批评为心理阴暗。

　　《赵氏孤儿》里面，那个杀戮忠臣的昏君，就是晋景公。但是看看历史书里面记载的晋景公，虽然不是他祖先重耳那样的一代贤君，却也干得相当不错，实在算不上一个昏君。

　　史书这东西，有时候实在不那么靠谱。《赵氏孤儿》中的大忠臣赵家，最终和韩、魏两家合伙瓜分了自己的主子晋国并成为赫赫有名的战国七雄之一。晋国亡国而赵国兴旺，两家的话语权可就不太一样了。看看史书记载，赵家祖先都是千好百好，而他们的对头不是昏君就是奸臣，这未免有点不科学。我总觉得，包括《左传》在内的史书，都或多或少受了赵家强大话语权的影响，对历史的记载很不公正。

实际上，仔细看看这些已经不那么靠谱的史书并分析一下，我们还是能看出一些端倪来：赵家被灭族其实不是什么忠臣蒙冤，那无非是晋国国君和赵氏家族的一场你死我活的权力斗争罢了。

赵氏孤儿的名字叫赵武，他被晋景公杀掉的父亲叫赵朔，而赵朔的父亲叫赵盾。赵盾这个人，史书上对其多有美化，然而也恰恰是在他执政期间，赵氏家族和晋国国君之间的权力争夺达到了你死我活、不共戴天的地步。

赵盾在晋襄公时期就把持政务，晋襄公去世时，遗命由太子继位。但赵盾觉得太子年纪太小，打算让晋襄公的弟弟继位。这一下掀起了轩然大波，太子的母亲不依不饶，甚至给赵盾下跪，终于迫使赵盾改变主意，让太子继位，也就是晋灵公。

看到这一段，我觉得有点毛骨悚然了。你赵盾再牛也是晋国的臣子啊。国君既有遗命，你遵从就是。太子年幼，你好好辅佐就是，岂可自作主张？最后赵盾虽然让了步，但身为臣子，他竟然把太子的母亲逼到向他下跪的份上，这实在有些骇人听闻了吧。这样的臣子，哪个国君能够容得下？

晋灵公长大了，和赵盾的关系自然是极其糟糕的。史书中把晋灵公描绘得十分荒淫无道。有记载说，晋灵公派刺客去刺杀赵盾，结果刺客发现赵盾天不亮就穿好衣服准备上朝，被其爱岗敬业的精神感动，于是自杀了。

我勒个去！

我且不说刺客在刺杀前是不是根本不知道赵盾的风评口碑，且不说什么样的刺客能如此轻松地混进独揽大权的晋国重臣的休息室并看到他盛装待朝，也不说这种多愁善感心灵脆弱的人多不适合做刺客，赵盾是臣，晋灵公是君，君对付臣，竟然被迫要使用刺杀这种手段。可见君权旁落到了什么程度。

君杀臣不易，臣弑君却不难。晋灵公后来再次试图对赵盾动手，结果自然又失败了。又逃过一劫的赵盾做出一副要逃亡的样子，结果没跑多远，他的异母弟弟赵穿就把晋灵公给杀了。听到消息的赵盾不跑了，高高兴兴地回来收拾残局，对赵穿弑君一事不闻不问。虽然他做出一副无辜的样子，但要说这事儿跟他没关系，谁信呢？史臣董狐毫不含糊地记载道："赵盾弑其君！"

此后赵盾又迎立了晋成公，晋成公在位七年就死了，后来又立了晋景公。晋景公在位的时候，赵盾死了，赵朔接替了他的位置。晋景公也是个狠角色，他仔细谋划，带领将士在下宫突袭赵氏，杀死了赵朔、赵同、赵括、赵婴齐，几乎灭绝了他们的家族，终于收回了君权。但是他并没有赶尽杀绝，而是留下了赵朔和晋景公姑妈的孩子赵武，延续了赵家的血脉。赵家积蓄实力，不断扩张势力，最终三分晋国，成了七雄之一。

有意思的是，史书中对揽权弑君的赵盾不吝溢美之词，将其描绘为人间少有的忠臣，对晋景公却是想着法儿地埋汰。不仅把因病去世的晋景公写成不得好死，而且把他的死写得极其不堪，说他是掉进厕所淹死的。

我们看看《左传》中关于晋景公之死的这段简单却倾向性极强的记载：

晋侯梦大厉，被发及地，搏膺而踊，曰："杀余孙，不义。余得请于帝矣！"坏大门及寝门而入。公惧，入于室。又坏户。公觉，召桑田巫。巫言如梦。公曰："何如？"曰："不食新矣。"

公疾病，求医于秦。秦伯使医缓为之。未至，公梦疾为二竖子，曰："彼，良医也。惧伤我，焉逃之？"其一曰："居肓之上，膏之下，若我何？"医至，曰："疾不可为也。在肓之上，膏之下，攻之不可，达之不及，药不至焉，不可为也。"公曰："良医也。"厚为之礼而归之。

六月丙午，晋侯欲麦，使甸人献麦，馈人为之。召桑田巫，示而杀之。将食，张，如厕，陷而卒。小臣有晨梦负公以登天，及日中，负晋侯出诸厕，遂以为殉。

总结起来，《左传》记载的晋景公死因是：厉鬼索命，病入膏肓，陷厕而死。

我忍不住纳闷：这史书作者到底收了赵家多少钱啊，玩命把人家晋景公往死里黑。

这个故事中，指责晋景公杀他孙子的厉鬼其实所指非常明确，就是赵朔的爷爷，赵盾的父亲，赵衰。赵衰可不是一般人，他是陪晋文公重耳流亡了整整 19 年的大功臣。他变成厉鬼来指责晋景公"不义"，这等于是以鬼神的名义给赵家平反，而且将晋襄公的死解释成是他诛灭赵家的报应。且不说这事荒诞不经到什么程度，就算是真的，晋景公怎么可能把这事公开出来流传后世？

再说陷厕而死，很多人理解为掉进厕所淹死。我觉得这完全不可思议。我相信，春秋时期的厕所肯定不如现代的厕所干净清洁。但无论如何，晋景公毕竟是一国之君啊。一国之君的厕所，至少会经常打扫清洗吧？里面的粪便无论如何不至于积累到能淹死人的程度吧？你能想象一国之君的厕所是个能淹死人的大粪坑？

而且，别说晋景公是国君，就算是普通人到了病入膏肓的程度，也不太可能自己上厕所吧？怎么也得有个人服侍一下啊。在有人服侍的情况下，即使不小心"陷"了，又哪那么容易"卒"啊？

合理的解释是：晋景公不是因陷而卒，而是卒而后陷。他在病入膏肓的情况下，大便时突然死亡，倒在厕所里。

那么，晋景公得的到底是什么病呢？

分析其死因，有三条线索可以参考：一、病在膏肓之间；二、无药可救，死亡率极高；三、大便时猝死。

膏肓在哪里呢？古人说心下面有一小块脂肪叫作膏，心脏与横膈膜之间的部位叫作肓。古人以为心脏是在正中的，所以这个"膏肓"的位置，大体相当于胸骨下段后方。

综合上述三点，我们可以合理地推测：晋景公死于冠心病导致的急性心肌梗死。

冠状动脉性心脏病简称冠心病，其中除了少部分是冠状动脉功能异常，如冠脉痉挛、变异型心绞痛之外，绝大多数都是冠状动脉粥样硬化性心脏病，即冠状动脉内膜由于吸烟、高血压、糖尿病等受到损伤后，血液中的脂质沉着其上，形成一些类似粥状的斑块，称为动脉粥样硬化病变。这些斑块渐渐变大、增多，直至造成冠状动脉管腔狭窄，便会造成冠状动脉（供血给心脏的输送管道）血流受阻，导致在活动、生气、激动时的心脏缺血，产生胸痛（典型的心如刀绞，故名心绞痛）。当斑块突然破裂，局部血小板凝聚成血块，堵塞冠状动脉，血流完全中断，导致急性心肌梗死。心肌梗死一旦发生，近半数患者连进医院抢救的机会都没有，尤其是血管主干导致的大面积心肌梗死，会导致患者在短时间内迅速死亡。

冠心病多发于男性，老年人多见，但青壮年发病也屡见不鲜，尤其是近年来发病年龄明显提前了至少15年。晋景公出生年月不明，但在位时间为19年，其去世时至少为壮年，如果他有高血压、糖尿病、高脂血症、家族遗传史等高危因素，更是容易患上冠心病。这些当然已经无从考究了，但作为一国之君，吃得好、动得少、长得肥，还是很有可能的。

冠心病的主要表现为胸痛，典型的心绞痛发作就是阵发性的前胸压榨性疼痛感觉，疼痛主要位于胸骨后部，可放射至心前区与左上肢。也就是说，冠心病的主要表现就是"膏肓之间"的剧烈疼痛，这种疼痛会伴有濒死感。严重的冠心病患者心绞痛会频繁发作，这种频繁的发作是很危险的征兆，意味着患者随时有急性心肌梗死和死亡的危险。在医学落后的古代，人们对此没有有效的治疗办法，但根据长期经验总结，他们不难发现一旦患者出现频繁发作的"膏肓"部位剧烈疼痛，患者将在短时间内因病死亡。所以"病入膏肓"也就成了无药可救的代名词。

晋景公死于大便之时，而大便恰恰是诱发心绞痛和急性心肌梗死的很重要的危险因素，对于便秘者尤其如此。便秘患者大便时必须极其用力才能解出大便，这一过程将大大增加心脏的负担，增加心脏的做功和氧气消耗，而患者本已经极其狭窄的冠状动脉根本无法提供足够的血液和氧气，从而引发心绞痛或急性心肌梗死。严重心肌梗死可在短时间内让患者心跳停止或恶性心律失常，使心脏失去泵血功能，导致死亡。

另一个可能性是，晋景公在冠状动脉严重狭窄的情况下已经发生过严重的、持续长时间（常常持续半小时以上）的胸痛，也就是说曾经发生了急性心肌梗死，这样的病人由于稍动即痛（心绞痛），或稍动即喘憋（心肌梗死后心功能下降、心衰），更是病入膏肓。这时在大便时容易发生心脏破裂，因为刚梗死不久的那部分心室壁很薄，就像吹气球时有一块鼓包鼓出来一样，便秘时一用力，这部分承受不了过大的压力，啪的一声就破了。心脏破裂，即便你发病时正在最牛的医院也是回天乏术，瞬间去见阎王。因急性心肌梗死住院的患者，本已准备出院，如厕时突然丧命，这种情况并不少见。

"病入膏肓"的晋景公就这样离开了人世。在他那个年代，这种死法无论如何不能算是恶死或者横死，但被史书这么一写，竟成了淹死在厕所的千古笑柄，着实冤枉。

现在，人类虽然还没有完全攻克冠心病，但已经有了很好的治疗办法。除了一般的药物治疗，医生对付冠心病的主要手段有两种：

一种是冠脉搭桥，由心外科医生在冠状动脉狭窄的近端和远端之间建立一条通道，使血液通过架起的这座血管桥，绕过狭窄部位到达远端，改善心肌血液供应。这项手术以前常在心脏停搏下进行，需使用体外循环支持；现在大多在跳动的心脏上进行，即所谓的"不停跳"手术。搭桥手术成熟于 20 世纪 80 年代，在国内外开展得相当普遍。俄罗斯总统叶利钦、美国总统克林顿等都曾接受过冠脉搭桥手术。这种手术的缺点是创伤相对较大，需要开胸和全身麻醉，围手术期并发症略高于内科介入治疗。当然，如果患者条件适合，也可以经小切口做微创手术搭桥。

还有一种是冠脉介入治疗，由心内科医生从手腕或大腿根的动脉插入导管直达冠状动脉，找到阻塞部位并以球囊撑开，或经球囊导管直接送入支架，支撑住被扩张开的狭窄部位，保持血管通畅。介入手术经历了单纯球囊扩张、金属裸支架、药物涂层支架三个时代，如今已经进入生物可降解支架时代，所植入的支架会在两年之内逐步完全降解。支架手术创伤小，不须全麻，围手术期风险明显降低，已经成为最常用的冠脉开通手术。

不久前，有一篇抹黑心脏支架技术的文章《拒绝可怕的心脏支架！缺德的手术！》在网上大肆流传，称支架技术为国外淘汰的技术，效果差、风险高、属于欺骗患者云云，这纯属扯淡。

心脏支架技术绝非淘汰的技术，而是目前在全世界应用极为广泛的成熟技术，仅美国每年就有 100 多万例心脏支架手术。

2013 年 8 月 5 日，美国前总统乔治·W.布什体检时发现冠状动脉狭窄，第二天，他在家乡得克萨斯州达拉斯市一家医院接受了心脏支架手术。手术极其成功。

真正缺德的，恰是那些出于不可告人的目的造谣生事、制造恐慌、诋毁这些救命技术的人。这些人真该被按到厕所里淹死。

李承乾的性取向与大唐帝国的国运

爽气浮丹阙，秋光澹紫宫。衣碎荷疏影，花明菊点丛。袍轻低草露，盖侧舞松风。散岫飘云叶，迷路飞烟鸿。砌冷兰凋佩，闺寒树陨桐。别鹤栖琴里，离猿啼峡中。落野飞星箭，弦虚半月弓。芳菲夕雾起，暮色满房栊。

这首诗在历史上并不出名，其水平也无法和李杜那样的名家相比，但凄凉哀婉之意跃然纸上，可知作者的内心肯定极度凄凉。

这首诗的作者是李世民，大名鼎鼎的唐太宗。645 年，大唐帝国的废太子李承乾去世。据说，这首诗是李世民得知儿子去世后写的。

汉唐汉唐，唐朝是中国历史上一个可与汉朝并称的伟大王朝，至今，国外的华人聚集区都称为唐人街。从贞观之治到开元盛世，大唐帝国的文治武功，至今令人神往和为之倾倒。

然而，这个伟大的帝国从建立那天起，在继承人问题上就如同中了魔咒一般，李世民杀掉了哥哥和弟弟登上皇位只是个开始，此后连续几次帝位传承都是腥风血雨。李世民辛辛苦苦培养的太子李承乾，因谋反被贬为庶民，26岁就郁郁而终，二儿子李泰觊觎皇位心怀不轨，但也是竹篮打水一场空，皇位最终传给了老三李治。

但我们回顾历史，李世民选的继承人李承乾，无论从哪个角度看，似乎都是不应该出问题的。

李承乾是李世民爱妻长孙皇后的儿子，根正苗红的嫡子。李世民对长孙皇后感情深厚，因此对李承乾也格外恩宠。李承乾的舅舅长孙无忌，更是朝中重臣。就凭这些，他的太子之位应该是任何人都难以撼动的。

而且，李承乾本人的素质也非常高，他不足六岁时，唐太宗便让赫赫有名的儒学大家陆德明教导他；八岁时就被封为太子，史载他"性聪敏，太宗甚爱之。太宗居谅暗，庶政皆令听断，颇识大体。自此太宗每行幸，常令居守监国"。李承乾聪明伶俐，深受李世民喜爱，他十几岁时就经常替太宗监国，而且表现相当不错。

根据历史记载，随着李承乾年纪增长，他逐渐出现了一些问题："及长，好声色，慢游无度，然惧太宗知之，不敢见其迹。每临朝视事，必言忠孝之道，退朝后，便与群小亵狎。宫臣或欲进谏者，承乾必先揣其情，便危坐敛容，引咎自责。枢机辨给，智足饰非，群臣拜答不暇，故在位者初皆以为明而莫之察也。"

说句实在话，李承乾后来谋反被废，史书中的记载对他难免有些苛刻。但即使如此，从这些记载中也实在很难发现李承乾有什么大问题。上朝时正经地工作，只是退朝后有些贪玩，考虑到他尚是个十几岁的孩子，这实在算不上什么大毛病。而且，虽然贪玩，但是别人一说，他就认错改正，虽然改了照样再犯，但态度还是很端正的，而且社会评论也挺好。总的来说，这算是个相当不错的孩子了。

李承乾长大后患了足疾，不良于行。但事实证明，这一点丝毫没有对他的太子之位造成威胁。唐太宗从来没有因为这一点起过废除他的念头。他的二弟李泰有夺长之念，拼命地表现自己。但唐太宗对李泰的赏赐从没有超过太子，最后甚至决定对太子府用度不设任何限制。

李世民对李承乾自幼栽培，寄予厚望，可谓呵护备至。李承乾后来自暴自弃、胡作非为，李世民想方设法要把他拉回正道。一听说有人猜测李承乾储君之位不稳，他立即任命魏征为太子太师，以绝他人觊觎之心。到最后，李承乾犯下十恶不赦的谋逆大罪，李世民依然想方设法保住他的性命。最后他立李治为太子，一个重要原因就是李治当了皇帝，李承乾就不会有性命之忧了。

那么问题来了：有嫡长子这么根正苗红的出身，有长孙无忌这样位高权重的舅舅，有李世民这样对自己无微不至的老爸，李承乾咋就失心疯似的非要谋反呢？即使他担心李泰会夺自己的太子之位，咋就突然糊涂到要造自己老爹的反呢？

回顾历史，将好孩子李承乾变得自暴自弃、丧心病狂，甚至试图弑父的，是一个人，这个人的名字叫"称心"。

史载："有太常乐人年十余岁，美姿容，善歌舞，承乾特加宠幸，号曰称心。太宗知而大怒，收称心杀之，坐称心死者又数人。"

李承乾宠爱一个叫称心的乐人，太宗知道后勃然大怒，不仅把称心杀了，还杀了与此事相关的好几个人。

新旧唐书都没有明确记载这个乐人的性别，但后世一般认为，称心是个男人。

想来也是，如果称心是个女人的话，以唐太宗对李承乾的疼爱，犯得上勃然大怒杀那么多人吗？太子喜欢个女人，那连犯错都不算啊。史载称心死后，李承乾擅自给他加封官职，这也侧面证明称心是男性，要知道那年头女性是没啥官职可封的。

说实话，跟欧洲比起来，中国自古以来对同性恋还是比较宽容的，但即便如此，在漫长的时间里，同性恋也是被正统思想所排斥的。喜欢男色，和嫖妓一样，即便不是罪大恶极，至少也会被认为品行不端、德行有亏。

作为一国之君，唐太宗同样视太子搞同性恋为绝不能接受的恶行。所以杀伐决绝，丝毫不留情面。

问题是，李承乾对称心动了真情。史载李承乾"痛悼称心不已，于宫中构室，立其形像，列偶人车马于前，令宫人朝暮奠祭。承乾数至其处，徘徊流涕。仍于宫中起冢而葬之，并赠官树碑，以申哀悼"。

说实话，这一点不奇怪，李承乾当时只有20岁左右，正是容易钻牛角尖的年龄。经历过这个年龄的人大概都对这种刻骨铭心的感情有所体会。我在李承乾那个年龄也曾经失恋过一回，那时候真的是伤心欲绝、肝肠寸断，想死的心都有，把自己搞得憔悴不堪。

一个动了真情的20岁左右的年轻人，会如何看待杀掉自己挚爱的人的凶手呢？李世民对李承乾可谓百般呵护，然而当他听到李承乾搞同性恋的事情，却采取了极其野蛮粗暴的处理方式，直接杀了称心，这直接导致父子关系彻底决裂。

李承乾从此自暴自弃，"自此托疾不朝参者辄逾数月。常命户奴数十百人专习伎乐，学胡人椎髻，翦彩为舞衣，寻橦跳剑，昼夜不绝，鼓角之声，日闻于外"。

读历史书读到这一段，我对李承乾充满了同情。他其实是以自我毁灭的方式，向杀掉自己爱人的父亲进行报复。后来李世民千方百计想把他引回正道，却无力回天，李承乾最终带着对父亲的仇恨，走上了谋反的道路，断送了自己，也断送了李世民十几年来花在他身上的心血。

李承乾被废，皇位最终传给了老三李治，李治性格懦弱，宠爱武则天，最终武则天临朝称帝，以周代唐，并大肆杀戮李唐子弟。若非有狄仁杰努力周旋，李隆基等人冒死一搏，大唐基业差一点就这么断送了。

645 年，废太子李承乾郁郁而终，唐太宗为之罢朝。

李承乾的遭遇，只是千百年来同性恋者悲惨命运的一部分。

其实，同性恋是一种少数但正常的性取向。这种性取向并非当事人自己所能控制，也不具备社会危害性，很多同性恋者可以过得非常幸福。同性性行为也不仅仅存在于人类当中，在 1500 种动物中都观察到同性性行为，其中 500 种有较为详细的观察记录。在美国野牛中，年轻公牛有 55% 的性行为是在同性中发生的。

欧洲同性恋者遭受的命运，比中国同性恋者还要悲惨得多。1861 年前，英国同性恋者要被判处死刑，1861 年以后，改为十年以上有期徒刑乃至无期徒刑。

李承乾死后，时光过去 1300 多年，1954 年 6 月 8 日，一个年仅 42 岁的天才将苹果在有剧毒的氰化钾中浸泡后咬了几口，结束了自己的生命。

他的名字叫图灵，号称"计算机科学之父""人工智能之父"。他在二战期间带领 200 多名密码专家研制出可破译德军密码的机器，为反法西斯战争胜利立下赫赫功勋。

1952 年，身为同性恋者的图灵和一个青年一见如故，并一起过夜，被人举报。为避免牢狱之灾，他被迫接受化学阉割。不堪屈辱的图灵最终选择了以死抗争。那个缺了一部分的苹果，成了后来苹果公司的商标。

图灵死的那一年，英国成立了一个委员会，研究关于同性恋的法律问题，该报告 1957 年公布，报告认为，成人之间相互同意、私下进行的同性恋行为不应被视为犯罪。1967 年，这一观点反映在英格兰和威尔士的法律中。同性恋不再被视为犯罪。但是，同性恋此时仍然被认为是一种精神心理疾病。

由罪到病，貌似是一个进步。然而在同性恋被视为疾病时，同性恋者同样遭受了非人的折磨。

在 1971~1989 年，南非处在种族隔离时期，同性恋行为在军队是不被允许的。在奥布里·莱文医生的带领下，军方对军队中的同性恋"患者"进行了名为"烦恶计划"的治疗。这些"患者"被秘密送到一家军队医院，采用化学阉割和电击的方法，试图"治疗"他们的"疾病"。

他们向"患者"展示裸体的男性照片，诱发出"患者"的性幻想，然后予以电击。如果性幻想持续，电击的强度便不断加大。试图以这种方式"矫正"他们的行为。对于未取得预期效果者，他们强迫"患者"手术变性，由男性变成女性，并伪造新的出生证明。

在这里我们要说明一点，同性恋和性倒错是两回事。性倒错者是对自己的性别认同有障碍，比如一个生理为男性的人在心理上认为自己是女性。而同性恋者对自己性别的认同没有问题，他们只是性取向为同性。强迫他们改变性别，必然给他们造成巨大的痛苦。

　　而最有讽刺意味的是，该项目的负责人奥布里·莱文最后被发现是一名同性恋者。他被控对至少21名男性"患者"进行过性侵犯。

　　就在图灵死之前四年，1950年，美国总统杜鲁门签署法令，禁止同性恋者在政府部门工作。在同一年，一位名叫艾弗伦·胡克的美国心理学家做了第一个关于同性恋是否是心理疾病的研究，结果证明同性恋不一定有精神缺陷和心理疾病。这份报告拉开了同性恋去病化的大幕。

　　1969年6月28日，美国纽约，一个叫石墙酒吧的同性恋聚集地遭到警察突然检查，同性恋顾客奋起反抗，与警察对抗数日。"石墙暴动"成为现代同性恋权利运动的开始，同性恋解放阵线开始形成。

　　1974年，美国精神病学会经投票表决把同性恋从性障碍中删除，结束了同性恋作为一种疾病的历史。

　　1990年，国际卫生组织将同性恋从疾病分类中删除。

　　2001年，中华精神协会《中国精神疾病分类方案与诊断标准》进行修订，不再将同性恋视为疾病。

　　2015年6月26日，美国最高法院九名大法官，以五票赞成、四票反对的结果裁决，同性婚姻在全美各州合法。裁决一出，全美立刻被代表同性恋的彩虹旗淹没。这一消息也瞬间成为全世界热议的话题。

　　这个裁决，在美国也存在巨大的争议。目前，国内同性恋者争取婚姻权利的努力，也一直没有停止。

这个问题，涉及的伦理等话题非常复杂。但作为一个医生，从医学角度，我谨慎地支持同性婚姻合法化。

目前，同性恋最被诟病的，是其性生活往往较为混乱，而男同性恋者的性生活方式导致其成为 HIV 病毒传播的重要途径。

但是，在某种程度上，这种局面可能恰恰是这个群体被长期歧视的结果。如果能让同性婚姻合法化，让同性恋者有相对固定的性伴侣，也许反而有利于控制疾病的传播。

当然，具体效果如何，我们可能需要看一下美国同性婚姻合法化之后的相关数据。但有一点已经毋庸置疑：同性恋是一种小众但正常的性取向，同性恋者不是病人，更不是罪人，而是和我们一样的普普通通的正常人。

明光宗朱常洛死于何病？——"红丸案"解析

1620 年 8 月 18 日，当了 48 年皇帝的万历皇帝终于撒手西去，38 岁的皇太子朱常洛终于熬出了头。

历数历史上的储君，像常洛小朋友这么苦逼的，就算不是绝无仅有，也是极其少见的。

朱常洛的出生对于他父亲万历皇帝而言纯属意外，他母亲姓王，是皇太后的一个普通宫女。有一次万历皇帝去拜见母亲的时候，突然兽性大发，将王宫女临幸了。万历皇帝可能根本没把这当个事儿，但没想到自己一炮命中，王宫女怀孕了。

不仅怀孕了，还平安地生下来了，还是个男孩，还养大了，还是皇长子。

这就让没良心的皇帝老爹很郁闷了。

万历皇帝不喜欢皇后，皇后常年被冷落，自然也就没有嫡子。他宠爱的是郑贵妃，郑贵妃的肚子也争气，给皇帝生下了儿子。可惜她儿子比朱常洛晚了一步，不是皇长子。

有嫡立嫡，无嫡立长。依照祖宗制度，应该立朱常洛为皇太子。但是万历皇帝不愿意。

说实话，我对他的心情并非不能理解。

很多人把万历皇帝宠爱郑贵妃简单地归结为沉迷女色，其实不然。我们应该相信这个世上是有爱情这东西存在的。万历皇帝对郑贵妃恩宠了几十年，死前还不忘留下遗命，让皇太子完成自己因为大臣阻挠而未完成的心愿——册封郑贵妃做皇后，而这时候郑贵妃已经足足55岁了。一个男人能够对一个女人好一辈子，不论她年轻还是衰老，这难道不是所谓的爱情吗？

一边是和自己的真心爱人的爱情结晶，一边是一次随便放纵的意外结果（类似网上约炮），你说他心里喜欢哪一个？

为了爱情，万历皇帝想方设法地要废长立幼。可怜的朱常洛自出生就被亲爹忽视、虐待，直到十几岁才在大臣的一再争取下得以读书，差点成了文盲。朱常洛出阁读书时，正值寒冬，太监不给他生火取暖，他冻得浑身发抖，讲官郭正域怒斥太监，太监们才给他生火。

明朝天下不是皇帝一个人说了算，在立储君这个问题上，文官集团和皇帝展开了旷日持久的斗争，这就是明史上有名的"争国本"事件。这场万历年间最激烈复杂的政治事件，共逼退内阁首辅四人，部级官员十余人，涉及中央及地方官员达300多位，其中100多人被罢官、解职、发配充军。

直到朱常洛 19 岁那年，面对前仆后继的不怕死的文官，万历皇帝终于认输了，将他立为太子。朱常洛在太子位置上担惊受怕、胆战心惊地熬到 38 岁，才终于当上皇帝，年号定为泰昌，史称泰昌帝或明光宗。

熬出了头的朱常洛是很想有一番作为的，他犒劳边关将士，罢免矿税、榷税（专卖税），撤回矿税使，增补阁臣，运转中枢，"朝野感动"。

然而悲催的是，他当上皇帝仅仅一个月，就死了。他的死，更留下了明朝三大疑案中最扑朔迷离的"红丸案"，更成为此后数十年明朝党争的题材。

明光宗登基一月即身亡，难免令人遐想。无论正史还是民间，都流传着两种说法：一种说法是朱常洛是纵欲过度而死的，另一种说法是朱常洛是被郑贵妃害死的。那么真相到底如何呢？我们先来看看明光宗朱常洛从发病到死亡的有关记载。

万历四十八年七月二十一日，明神宗万历皇帝驾崩。

十天后，也就是八月初一，泰昌帝朱常洛登基，在登基大典上，他"玉履安和""冲粹无病容"，也就是说，他在这个时候还是健康的。

朱常洛患病应该是八月初十左右，《罪惟录》记载："及登极，贵妃进美女侍帝。未十日，帝患病。"但具体的病情，并未详细记载。

八月十二日："起居过劳饭怠，时日御门，力疾强出，圣容顿减。"这时候已经病得比较重了，但尚能活动。

朱常洛生病后，曾召御医陈玺诊治，根据记载，御医认为皇上精损过重，所以使用了一些固精之类的药物。但无论用的药物是什么，很明显疗效不是很明显。于是朱常洛出了一个大昏着儿，他去找太监内侍崔文升给他看病。崔文升认为皇帝"日饵房中药，发强阳而燥"，导致"体内蕴积热毒"，有必要用"去热通利"之药。于是给朱常洛开了泻药，也不知是无照行医的崔文升糊涂还是皇帝擅自加大药量，皇帝服药后大泻不止，一夜之间如厕三四十次。

这次乱用药严重损害了朱常洛的健康，到八月十六日，光宗传旨："朕以头目眩晕，四肢软弱，不能动履，待宣御医。"病情已经严重到需要卧床休息的地步了。

御医也没什么高着儿，皇帝的病情进一步恶化，到八月十七日，他再召太医官及阁部诸臣，说："朕日食无一盂粥，申旦不寐，奈何？"已经吃不下饭睡不好觉，眼看病危了。

到八月二十二日，皇上又召御医诊脉，这时病情为"御膳减少，兼有痰喘，必须一意调养"。

到八月二十九日，皇帝已经预感到时日无多，召见首辅方从哲等，交代后事，并谈到了自己陵墓的事。

然后，明史上赫赫有名的红丸案登场了。

鸿胪寺丞李可灼献仙方称能治皇帝的病，被方从哲等斥退。不想这事被皇帝知道了，已经知道自己病危且对太医完全失去信心的泰昌皇帝像溺水之人见到救命稻草一样，不顾大臣劝阻，坚决要服药。

到八月三十日中午，李可灼进一粒红丸，泰昌皇帝服用后，自觉症状明显改善。"暖润舒畅，思进饮膳。"（《明史·韩爌传》）日晡（申时，下午 3~5 时），李可灼又进一丸。

次日（九月初一）卯时，泰昌帝驾崩。这天，他继承皇位整一个月。

朱常洛死后，两位非法行医的官员都受到了猛烈抨击：

杨涟骂崔文升："贼臣崔文升不知医……妄为尝试；如其知医，则医家有余者泄之，不足者补之。皇上哀毁之余，一日万几，于法正宜清补，文升反投相伐之剂。"

御史王安舜则指责李可灼："先帝之脉雄壮浮大，此三焦火动，面唇紫赤，满面升火，食粥烦躁。此满腹火结，宜清不宜助明矣。红铅乃妇人经水，阴中之阳，纯火之精也，而以投于虚火燥热之疹，几何不速亡逝乎！"

天启二年（1622 年），朝廷将崔文升发遣南京，将李可灼遣戍边疆。

以上就是朱常洛从患病到去世的全部过程，虽然极其粗糙，但终究有脉络可循。下面我们分析一下几百年来大家一直纠结不已的几个问题。

第一个问题：明光宗朱常洛是纵欲而死吗？

这个说法非常普遍，见于很多历史记载。

明末查继佐的《罪惟录》记载："及登极，贵妃进美女侍帝。未十日，帝患病。"虽然没有明说是美女导致皇帝患病，但言下之意是明明白白的。

明朝文秉《先拨志始》中记载："光庙御体羸弱，虽正位东宫，未尝得志。登极后，日亲万机，精神劳瘁。郑贵妃欲邀欢心，复饰美女以时。一日退朝内宴，以女乐承应。是夜，一生二旦，俱御幸焉。病体由是大剧。"

清朝李逊之《泰昌朝记事》也有类似的说法："上体素弱，虽正位东宫，供奉淡薄。登极后，日亲万机，精神劳瘁。郑贵妃复饰美女以进。一日退朝，升座内宴，以女乐承应。是夜，连幸数人，圣容顿减。"

此外，还有记载称，在泰昌皇帝已经因病卧床后，郑贵妃依然向他进献美人，他拖着病体纵欲寻欢，最终一病不起。

甚至有记载，连太医和给皇帝开泻药的崔文升，都认为皇帝生病属于房劳过度所致。

对于这种说法，我只有两个字的评价：扯淡！

朱常洛不是一个没见过女人的人，无论他爹多么不喜欢他，他好歹也当了19年的皇太子。一个皇太子身边怎么可能缺女人？朱常洛21岁大婚，在登基前已经有7个儿子和9个女儿。他不仅有女人，还有自己宠爱的女人，比如后来移宫案的主角李选侍。他是不存在性压抑和性饥渴的，绝不至于见到美女就不要命。

其次，万历皇帝死于农历七月二十一日，而朱常洛得病不晚于八月十日，间隔不超过 20 天。明朝最注重伦理和孝道，在先皇尸骨未寒的情况下，朱常洛得丧心病狂到什么程度才会在父丧不满月的情况下"日饵房中药"夜夜宣淫？朱常洛是一个宫女的儿子，他的亲爹都不愿意他当太子。这太子之位得来相当不易，守住更不容易。他被人虎视眈眈了几十年，却从未被挑出什么差错，可见其恪守本分、谨小慎微到了何等程度。这样性格的人，你觉得他连这么短时间都熬不住？就算他熬不住，那些如狼似虎的明朝言官，又岂是吃素的？

最后，纵欲伤元气导致重病死亡这一说法，根本没有任何的科学依据。某些人，比如严重的冠心病患者，性交确实有一定危险。但对于健康的人而言，性交不会对身体有什么不良影响，性交次数多也不会导致得病。甚至都不存在性交"过度"与否的问题，道理很简单：一个人疲劳了自然不会去做爱，能做爱就说明精力与体力都没有问题。

中国传统医学对于"纵欲"危害的夸大其词，某种程度上是医生们推卸责任的一种办法。找不到病因，就说你是纵欲所致。反正"纵欲"这东西也没个标准。不管你是一天三次还是三天一次，医生说你纵欲你就是纵欲。这和中世纪时欧洲医生对自慰的态度一模一样。那时候欧洲医生有个万能的病因解释：自慰。还有一个万能的治疗方案：放血。

至于说朱常洛身患重病依然继续纵欲宣淫导致不治，那更是近乎诽谤了。明末清初的史学家谈迁在《国榷》中说，八月十六日郑贵妃又送给他几个美女，他又拖着病体——临幸——这简直扯淡到极致。十六日朱常洛已经"头目眩晕，四肢软弱，不能动履"，连床都下不了了，这种身体状况还能有性欲一晚上做爱数次，可能吗？

第二个问题：朱常洛是被郑贵妃谋杀的吗？

持此论者不在少数。御史郑宗周、南京太常寺少卿曹珍等指此一事件与多年前的梃击案出于同一"奸谋"，即有人必置泰昌帝于死地；刑部主事王之采更直指光宗之死与郑氏、光宗宠妃李氏等阴谋夺权有关。但这些阴谋论的解释，基本都没什么真凭实据，最后也就不了了之了。

不错，郑贵妃确实给朱常洛送了几个美女，但如果说送美女是为了谋杀，这脑洞开得恐怕有点大。朱常洛当了皇帝，以前帮自己儿子和他抢太子之位的郑贵妃为了不被报复而刻意讨好他是再正常不过的事情。而且之前我们也说过了，所谓纵欲而亡，那只是古人胡说八道罢了。

给泰昌帝服泻药的内侍崔文升，最初曾在郑贵妃手下任职，后来才由郑贵妃转荐给泰昌帝。但是，如果仅仅因此就断定朱常洛是被郑贵妃所害，那也太想当然了。要知道，是朱常洛主动找崔文升给自己看病开方子的，如果说郑贵妃能提前把这都预测到，未免太不可思议。

最关键的是，郑贵妃完全不可能有谋害朱常洛的动机！

无论以前郑贵妃有什么想法，在朱常洛登基以后都已经没有意义了。因为朱常洛不仅有儿子，而且长子朱由校已经整整 16 岁了。即使朱常洛死了，皇位也不可能落到她儿子身上。

说到这里，我们说点题外话。历史上的郑贵妃，一直被认为是恶毒女人，原因是万历皇帝喜欢她和她儿子，不想将皇位传给皇长子朱常洛，使得朱常洛小朋友的人生颇为悲惨。

但是，如果仔细研究明史，郑贵妃并没有做过什么实质性的坏事。即使为孩子争太子之位，也都是在规则内出牌，没有不择手段。

很多人把明史三大案中的梃击案安到郑贵妃头上，说她谋害太子。但是仔细看看案情经过，就会发现这种指控很难站得住脚。

梃击案发生在万历四十三年（1615 年），有个叫张差的人，手持木棒闯入太子的居所慈庆宫，并打伤了守门太监。张差被审时，供出自己是郑贵妃手下太监庞保、刘成引进的。时人怀疑郑贵妃想谋杀太子，但神宗不想追究此事，结果以疯癫之罪公开处死了张差，又在宫中密杀了庞保、刘成两位太监，以了此案。

这件事情，怎么看都让人觉得很不对劲。邪乎到家，必定有鬼。

谋杀太子是何等大事，又是何等的罪名？郑贵妃想谋害太子，于是让身边的太监随便雇了个脑子秀逗的莽汉，拿根棍子跑到慈宁宫从门口想一路打进去，直到把太子打死？

拜托啊，你是在谋害太子，能严肃认真点吗？

梃击案后，郑贵妃的势力遭受沉重打击，作为本案的最大嫌疑人，她急得对皇帝发誓："如果这事是我做的，奴家赤族！"而万历皇帝也罕见地极其严厉地对她说："太子乃是国本，稀罕汝家！"

梃击案的结果是太子一方大获全胜，郑贵妃面对朝野汹汹舆论，不得不求助太子帮忙平息事态。而久不上朝的万历皇帝，也带着太子和三个孙子亲自和群臣见面，宣布自己对太子很关心、很喜爱，绝无废太子之念，让大家不要造谣生事离间他们父子感情。太子的地位彻底稳固，而郑贵妃的孩子福王则彻底出局。

如果太子有被杀的可能，那么最大的嫌疑人无疑是郑贵妃。但是，你觉得用这种"谋杀"手段，太子被害的可能性有多大？

如果按照谁受益谁嫌疑最大的原则仔细推敲一下的话，嫌疑最大的不是郑贵妃，而是朱常洛自己。

朱常洛貌似在储位争端中受尽委屈，一直以无辜小白兔的形象示人。但仔细看一看争国本的历史就会发现，不受父皇待见的他竟然自始至终牢牢占据上风，而且在太子位到手后，没有给一直看自己不顺眼的皇帝和竞争对手任何翻盘机会。就凭这种心思和手段，他又怎么可能真的是柔弱无害的小白兔。

梃击一案，很可能就是朱常洛和支持他并在他身上下了重注的东林党合谋导演的。

还有一件颇能反映朱常洛手腕的事情，就是郑贵妃的封号问题。万历皇帝临死遗命，要封郑贵妃为皇后。朱常洛一口答应，然后交给礼部商量，然后礼部提出一大堆反对意见，再然后朱常洛就再也不提这茬了。

朱常洛是皇子和皇太子的时候郑贵妃没杀他，等他当了皇帝而自己的孩子已经彻底出局后反而要弑君？而且能把每一步都算计得如此分毫不差、妙到毫巅？而朱常洛竟然毫不防范、直接中招？

不！可！能！

第三个问题：朱常洛是死于崔文升的药或李可灼的红丸吗？

不是！

应该说，非法行医的崔文升，这服药用得确实很吓人，和太医们的风格截然相反。太医这个行业，貌似尊贵，实则非常危险。所有的医生都难免遇到医闹，太医也不例外。与普通医生不同的是，太医们碰到的医闹是皇帝，这可不是打一顿甚至捅一刀那么简单，弄不好就要抄家灭门。

在这种环境下，太医们治病的传统是绝不使用药性猛烈的虎狼之药，而只用药性温和、绝不会吃死人的药物。哪怕最后效果不彰，你顶多说我水平不够没能妙手回春，却不能说人是我的药害死的。

这种风气至今依然如此，据说，某位中央领导生病，一群医学专家集体会诊，结果外科医生都主张内科治疗，而内科医生都建议外科手术。

崔文升给皇帝吃的，是以大黄为主的泻药。大黄中具有致泻作用的主要成分是蒽醌甙及双蒽酮甙。大黄经口服后，有效成分在消化道内被细菌代谢为具有生物活性的代谢产物而发挥泻下作用。

朱常洛服用了他的方子后，如堤坝决口，一夜拉稀三四十次，这会导致体内水分和电解质大量流失，造成脱水乃至休克。难怪他服药后"头晕目眩，四肢软弱"。如果放到现在，赶紧静脉输液补充水分和电解质，脱水症状应该很快会缓解。

崔文升为什么会用这么大的剂量？除了他无证行医水平低下外，还有一种可能性，就是朱常洛擅自加大了剂量。

朱常洛自始至终对太医极不信任，属于那种对医嘱依从性很差的患者，这种患者很常见的一个毛病就是擅自加大服药剂量和频率。从朱常洛在整个治疗过程中的任性程度来看，这种事情他是绝对干得出来的。

崔文升的泻药肯定极大损害了朱常洛的健康，但是，如果说朱常洛是崔文升的泻药害死的，却不公正。我相信朱常洛折腾这一次之后，应该是没有勇气继续吃崔文升的药了，史书也记载他此后继续求助于太医。大黄的效果不可能一直持续下去，朱常洛八月十四日服用泻药，九月一日死亡，中间相隔整整17天，他应该不是被泻药害死的。

再说说红丸，这个红丸是什么成分呢？御史王安舜事后曾说："红铅乃妇人经水，阴中之阳，纯火之精也，而以投于虚火燥热之疾，几何不速亡逝乎！"根据他的说法，红丸的主要成分之一是妇人经水。根据这一信息，红丸应该就是所谓的"红铅金丸"。红丸的制法为：须取童女首次月经（又名先天红铅）盛在金银器内，加上夜半第一滴露水、乌梅等药，连煮七次浓缩，再加上乳香、没药、辰砂、南蛮松脂等搅拌均匀，用火提炼，最后才形成固体，制成丸药。

我个人揣测，朱常洛服用的红丸内，可能还有鸦片等成分，所以他吃了以后会觉得"暖润舒畅"。

红丸里面的辰砂等药物确实有一定毒性，但不会快速致命。所以服用红丸也应该不是朱常洛的直接死因。

那么，最后一个问题来了：朱常洛到底因何而死呢？

除了吃不下饭睡不好觉起不了床之外，历史书中对其症状体征的直接记载极少，但不是没有。

八月二十二日，御医说他"御膳减少，兼有痰喘"。也就是朱常洛有咳嗽、咳痰、憋喘的症状。

御史王安舜后来说道："先帝之脉雄壮浮大，此三焦火动，面唇紫赤，满面升火，食粥烦躁。"这是什么？这是典型的高烧表现。

高热、咳嗽、咳痰、憋喘。这是什么病呢？

最可能的答案，是细菌性肺炎。

细菌性肺炎是最常见的肺炎，也是最常见的感染性疾病之一。起病急骤，常有受凉、淋雨、劳累、病毒感染等诱因，约 1/3 患者患病前有上呼吸道感染。

典型病例以突然寒战起病，继之高热，体温可达 39℃ ~40℃，呈稽留热型，常伴有头痛、全身肌肉酸痛，食量减少，并伴有咳嗽与咳痰、胸痛、呼吸困难等表现。少数有恶心、呕吐、腹胀或腹泻等胃肠道症状。严重感染者可出现神志模糊、烦躁、嗜睡、昏迷等。患者多呈急性面容，双颊绯红，皮肤干燥，口角和鼻周可出现单纯性疱疹。

朱常洛在父亲去世后，"哀毁之余，一日万几"，操劳是免不了的。他很可能是在过度操劳的情况下，得了上呼吸道感染。因为政务繁忙难以休息，再加上乱服泻药严重损害健康，导致病情恶化，最终发展成严重的肺炎，出现高热、咳痰、气促等症，最终死于严重感染。

在没有抗生素的年代，细菌性肺炎的死亡率是非常高的。即使以帝王之尊，也不例外。

也许，是因为我们被现代医学保护得太好了，以至于无法想象，堂堂泰昌皇帝，明光宗朱常洛，竟然是死于一种听起来如此简单的疾病。

不建烟囱惹的祸——天启皇帝为何绝后？

1627 年，明朝第 15 个皇帝，明熹宗朱由校驾崩，年仅 22 岁。熹宗国号天启，也称天启皇帝。天启皇帝在位七年，生有三子三女，可惜全部夭折，无一长大成人。没有继承人的天启皇帝被迫将风雨飘摇的帝国交给了自己的弟弟信王朱由检，也就是后来的崇祯皇帝。天启皇帝去世 17 年后，北京城被李自成攻破，崇祯皇帝于煤山自缢，大明王朝也走到了尽头。

天启皇帝贵为一国之尊，只活了 22 岁，六个子女全部夭折，令人叹息不已。但他的悲剧并非个例，考察一下明朝皇帝的寿命和子嗣情况，我们就会发现，短命加子女早夭，几乎是明朝皇帝的普遍现象。

截至北京陷落，明朝共计 16 个皇帝，其中活过 50 岁的只有 4 个：太祖朱元璋活了 70 岁，：成祖朱棣活了 64 岁，嘉靖皇帝活到 59 岁，万历皇帝活到 57 岁。其他皇帝大都在 40 岁左右去世。

需要说明的是明朝虽然言官经常闹事，但皇权一直没有旁落。

明朝皇帝除了建文帝不知所踪和崇祯皇帝自杀外，其他皇帝均非横死。虽然那时候医疗条件有限，人均寿命普遍不高，但衣食无忧的皇帝寿命如此之低，还是很令人意外。

除了寿命，大部分皇帝在子嗣方面也不尽如人意。景泰、天顺、弘治、嘉靖都是一子单传，正德、天启干脆绝嗣；后代较多的只有洪熙、宣德、成化、万历四人而已。

我们看看天启皇帝的子女情况：

天启皇帝并非不能生，事实上他生育能力还不差，有3子3女：

长子朱慈燃，生母张皇后，天启三年（1623年）十月生，生下就是死胎，后追封为怀冲太子。

次子朱慈焴，母皇贵妃范氏，早夭，出生时间不详，后追封悼怀太子。

三子朱慈炅，母皇贵妃任氏，天启六年（1626年）六月，因为北京城发生爆炸受到惊吓，不到一岁夭亡，后追封献怀太子，

长女朱淑娥，母皇贵妃范氏，天启三年（1623年）十二月十五日早夭，年仅两岁，后追封永宁公主。

次女朱淑嫫，母成妃李氏，天启四年（1624年）十二月二十日早夭，年仅一岁，后追封怀宁公主。

三女，早夭，具体情况不详。

在明代，婴儿夭亡并非罕见，但是，堂堂帝王之家，六个孩子死亡率100%，这还是非常不正常。为什么会出现这种奇怪的情况

呢？年代久远加深宫阻隔，几百年前的皇家内情，我们只能从历史记载中寻找蛛丝马迹。

记载天启年间皇宫内情最详细最可靠的一本书，叫作《酌中志》。

《酌中志》的作者，是明朝皇宫的一个太监，叫刘若愚。刘若愚出身不差，其家世袭延庆卫指挥佥事，父亲应祺官至辽阳协镇副总兵，他也应该受过比较好的教育。万历二十九年，刘若愚进宫做太监。知识在哪儿都是力量，刘若愚属于太监中的知识分子，在宫内混得不错。天启初年，刘若思被派内直房经管文书。

天启皇帝去世后，崇祯皇帝清除魏忠贤势力，刘若愚也被诬告入狱。他在狱中写下这本《酌中志》，详细记述了自己在宫中数十年的见闻，并为自己鸣冤，后来终于得到释放。

刘若愚在宫内待了几十年，经过了整个天启朝，加之他懂文化在宫内地位比较高，其对皇宫内各种事情的记载是非常可信的。

刘若愚在书中介绍了皇宫内各职能部门，在讲积薪司的时候，他写道："凡遇冬寒，宫中各铜缸木桶，该内官添水凑安铁匜其中，每日添炭，以防冰冻、备火灾，候春融则止。皆惜薪司事也。凡宫中所用红箩炭者，皆易州一带山中硬木烧成，运至红箩厂，按尺寸锯截，编小圆荆筐，用红土刷筐而盛之，故名曰'红箩炭'也。每根长尺许，圆经二三寸不等，气暖而耐久，灰白而不爆。如经伏雨久淋，性未过尽，而火气太炽，多能损人，倏令眩晕，昏迷发呕，大人尚可，皇子女婴幼何堪？又宫中咸木做地平墙壁，多缺土气，凡乳母畏寒，皇子女或中此毒，屡致薨夭，良可痛也。"

注意这个触目惊心的"屡"字。

如果刘若愚的记载属实，那应该是有多名皇子女死于冬天用木炭取暖导致的一氧化碳中毒。

刘若愚万历二十九年进宫，崇祯二年离开皇宫。我查了查这些年间皇帝的生育记录，从他进宫后，宫内共出生了八名皇子女，除了天启皇帝的六个孩子，还包括：

万历皇帝第八子朱常溥，母李顺妃，万历三十三年十二月早夭，年不满两岁，后追封为永思王；

万历皇帝第十女朱轩嫚，万历三十四年五月早夭，年不足一周岁，后追封为天台公主。

包括生下来就是死胎的怀冲太子在内，这八个孩子全部夭折，其中两人死亡时间无明确记载，剩余六人中有四人死于冬天。这四人中，生下时已经死亡的怀冲太子是在农历十月，另外三个孩子死于农历十二月，也就是冬天最冷的时候。

古代孩子死亡，主要是因为各种传染病，但是冬天并不是传染病的高发季节。这么多孩子都集中在冬天死亡，侧面证明刘若愚的记载是可靠的。一氧化碳中毒不仅可以导致婴儿死亡，还可以导致孕妇及胎儿死亡。

事实上，皇族一氧化碳中毒绝非仅见于明朝，清朝末代皇帝溥仪，也差点被一氧化碳中毒夺去性命。

溥仪在宣统十二年十一月的日记中记载："二十九日，晴。夜一时许，即被呼醒，觉甚不适。及下地，方知已受煤毒。二人扶余以行，至前室已晕去。卧于榻上，少顷即醒，又越数时乃愈。而在余寝室之二太监，亦晕倒，今日方知煤之当紧（警）戒也。八时，仍旧上课读书，并读英文。三时下学，餐毕，至六时余寝。"

一氧化碳为无色、无味的气体，碳或含碳物质在氧不充分时燃烧产生。一氧化碳进入体内后会与血红蛋白紧密结合，与一氧化碳结合后的血红蛋白失去了与氧结合的能力，无法为组织输送氧气，引起组织缺氧。此外，一氧化碳还可以直接与细胞线粒体内的细胞色素 a3 结合，抑制组织细胞内呼吸。

一氧化碳中毒的主要表现是大脑缺氧。轻度脑缺氧可表现为头晕、眼花、头痛、全身疲乏无力、恶心呕吐、胸闷、心悸等。重度脑缺氧病人表现为昏迷，伴有肌张力增高和肌肉强直。由于一氧化碳无色无味，人体吸入后，往往毫无知觉，甚至出现严重的症状后仍不知何故，从而继续处在高浓度的一氧化碳环境中，直至死亡。

中国北方没有集中供暖的地区，冬天多封闭门窗，在室内使用燃煤或木炭取暖，多有一氧化碳中毒者。要避免一氧化碳中毒，就要避免室内一氧化碳蓄积，而避免蓄积的办法，除了通风，就是使用烟囱。

烟囱在中国古已有之，成语"曲突徙薪"中的"突"其实就是烟囱。窗户的"窗",最早也是指开在屋顶用于排烟的天窗。

古人发明烟囱,并不是为了排一氧化碳,而是为了排烟。无论烧柴还是烧煤,都会产生大量的烟尘,会熏坏屋子。但是,歪打正着,取暖的炉灶接上和外界相通的烟囱后,会约束燃烧产生的一氧化碳顺着烟囱排出室外,大大降低一氧化碳中毒的危险。

但是,偏偏紫禁城内是没有烟囱的。

为啥没有呢?因为皇帝太有钱了,取暖不需要排烟。

紫禁城冬天的取暖措施,主要有三个。

第一,靠建筑自身。

紫禁城里用一道道高大的围墙分割出多个院落,这些高大的围墙可以抵御寒风。建筑大都坐北朝南,可以充分利用光照取暖。建筑的墙壁和屋顶都非常厚,保暖效果好。冬天把门窗好好一封,外面的寒气就不容易进来。当然,里面的一氧化碳也不容易出去。

第二,靠地暖。

去过故宫的人,大概都知道养心殿的东暖阁。为什么叫暖阁呢?因为这些建筑的下面修筑有地下火道。冬天在室外的地炕口内烧火,通过火道将热力传到室内地面,不仅热力均匀,而且室内没有烟尘污染,功效和今天的地暖类似。

但是,暖阁的施工和维护都比较麻烦,而且燃料耗费巨大,只有极少数帝后所在宫殿的局部能享受这种待遇,皇帝冬天一般就在暖阁过冬。

第三，就是靠烧炭了。

烧炭的工具，有大有小，大的有熏笼，熏笼可达一米多高数百斤重。小的有炭炉，又分放在手中的手炉和脚边的脚炉。此外，还有各种火盆。

这些烧炭工具，都没有排烟装置。

为什么呢？因为皇帝有钱，用的是无烟燃料。

如《酌中志》所说，宫中用的取暖燃料，叫作红箩炭，是用易州一带山中硬木烧成的，烧好后运至红箩厂，按尺寸锯截，编小圆荆筐，用红土刷筐而盛之，故名曰"红箩炭"。

木炭是木材或木质原料经过不完全燃烧，或者在隔绝空气的条件下热解，所残留的深褐色或黑色多孔固体燃料。红箩炭由硬木烧成，"气暖而耐久，灰白而不爆"，属于木炭中的"白炭"，是高档品，燃烧时不会冒烟。

既然不冒烟，按照古人的常识，也就不需要烟囱了。

想象一下冬天的紫禁城室内环境：有高墙挡住，风吹不进来；墙壁、屋顶都很厚，不会透风；冬天再把门窗一封，里面就是一个非常封闭的空间。在这种封闭空间里面烧木炭，一旦木炭燃烧不完全，很容易产生大量一氧化碳。由于没有烟囱，一氧化碳无法经由管道排放到室外，在室内大量蓄积，很容易造成严重后果："倏令眩晕，昏迷发呕，大人尚可，皇子女婴幼何堪？"

而且，成人毕竟不会总待在屋内，那些照看皇子女的乳母，如果觉得憋闷了，可以到室外透透气。而那些襁褓中的龙子龙孙，恐怕是没人敢在大冷天把他们抱到室外透风的，只能长时间处在一氧化碳的毒害之中，直至夭亡。

最后一个问题是：既然已经知道屡致薨夭，为什么不采取措施避免这种情况呢？

这其实也不奇怪，很多公司都有这种现象，下面出了什么丑闻或岔子，全公司或全部门都知道了，只有老板一个人不知道。下面人一怕承担责任，二怕老板发火，三怕得罪同僚，都心照不宣地保持沉默。

据说，光绪皇帝吃的鸡蛋，内务府给报账一个几十两银子。而他身边最宠信的大臣，包括他老师翁同龢，都不敢告诉他这东西就值几个铜板——因为怕得罪内务府。

一个王朝到了这种程度，何止保不住子嗣，最后把江山弄丢了，不也是合情合理的吗？

安禄山的体重与大唐王朝的命运

安史之乱在中国历史上有着非同一般的地位，不仅改变了大唐王朝的命运，甚至也改变了整个中国的历史走向。

安史之乱在当时如日中天的大唐王朝身上狠狠割了一道不断流血的巨大伤口。整整八年时间，中国北方地区兵连祸结、生灵涂炭，对生产力造成巨大的破坏。唐王朝为平定叛军大量征调了边防军队，导致吐蕃和回纥等国趁机坐大，不断骚扰和侵犯边境。安史之乱六个月后，吐蕃攻陷长安，代宗皇帝狼狈出逃陕州。唐王朝丢失了安西、北庭两大重镇，以及陇右这个产马地，大大丧失了对中亚的影响力。出于外患压力，唐王朝急于尽快平息内乱，未能斩草除根，田承嗣、李宝臣、李怀仙等参与安史之乱的叛将得以割据一方，魏博、成德、幽州从此脱离中央政府的掌控，终成养虎遗患。

安史之乱后形成的军阀割据混战的态势，持续了二百多年。五代十国，祸乱继起，兵革不息，民坠涂炭。直到北宋时期，中国才再次初步统一。

　　造成这一切的罪魁祸首，便是大名鼎鼎的安禄山。抛开史书上的种种标签，安禄山其实算是一个屌丝靠自身努力成功逆袭的典范。

　　安禄山本姓康，他母亲是个突厥巫婆。安禄山的父亲死得早，母亲改嫁给突厥将军安延偃。后来，他继父的部族败落离散，他和几个哥们逃离突厥自谋生路，给自己改姓为安。他非常聪明，通晓九种语言，曾经做过中间商（市牙郎），后来投奔军队，因为骁勇善战得以一路高升，并深得玄宗皇帝的宠信。至叛乱前，安禄山手中已经握有大唐王朝40%的军队，而且均是精兵良将。

　　从安禄山的成长历程中可以看出，他完全可以称得上智勇双全。就在他造反前一年，他还结结实实地把玄宗皇帝和当时的宰相杨国忠狠狠当猴耍了一回。杨国忠与安禄山关系很差，坚称安禄山会谋反，怂恿玄宗皇帝召见安禄山，并认定安禄山不敢奉诏到长安来。不想安禄山二话不说就痛痛快快地来到长安，在玄宗皇帝面前哭诉："臣蕃人，不识字，陛下擢臣不次，被杨国忠欲得杀臣。"不仅把杨国忠恶心了一把，也彻底打消了玄宗皇帝的疑虑，玄宗皇帝还为他加封了不少官职。后来安禄山造反的消息传来，玄宗皇帝一开始竟然根本不相信。

　　755年12月16日，安禄山以奉密诏讨伐杨国忠的名义起兵造反。当时天下承平日久，人不知战，叛军一路摧枯拉朽，高歌猛进，35天后占领洛阳。然后利用玄宗失误，攻破潼关，占领长安。玄宗皇帝仓皇出逃，逃跑途中士兵哗变，杀死了杨国忠和杨贵妃。

但是，与之前的智勇双全、谋略过人相比，造反的安禄山，却有些令人看不懂了。

安禄山其实不是没有机会拿下大唐王朝的，杨国忠把持朝政多年，搞得天怒人怨，他造反的理由也是奉密诏讨伐杨国忠。如果他能在朝廷组织起有效的抵抗之前，以迅雷不及掩耳之势占领长安，控制皇帝和皇太子，杀掉杨国忠，然后挟天子以令天下，收买人心，培植势力，徐图自立，是很有希望成功的。

但安禄山在造反第二年（756年），长安尚未攻下之时，就迫不及待地在洛阳称帝，国号大燕，改天宝十五年为圣武元年。这一称帝，奉诏讨伐杨国忠的谎言不攻自破。安禄山彻底失去了伪装，成为天下公敌，这对他的造反大业其实是非常不利的。

叛军在攻破潼关后，整整十天没有出发进攻长安，导致玄宗皇帝得以逃脱。而当叛军占据长安后，"日夜纵酒，专以声色宝贿为事"，竟然没有立即追击逃亡的皇帝和皇太子，结果玄宗皇帝顺利到达四川避难，太子也得以跑到灵武称帝正军，开始组织力量平叛。

放着追皇帝、皇太子这么重要的事情不干，安禄山却特意下令搜求玄宗的歌舞伎、舞马、犀牛，专程派人把搜掠到的唐玄宗御用梨园子弟及宫嫔、乐工、骑士以兵仗护送到洛阳，供自己享用，完全一副及时行乐的样子。这种表现，实在令人大跌眼镜。

安禄山在造反前，是很会收买人心的，根据《新唐书》记载：

"禄山谋逆十余年，凡降蕃夷皆接以恩；有不服者，假兵胁制之；所得士，释缚给汤沐、衣服，或重译以达，故蕃夷情伪悉得之。禄山通夷语，躬自尉抚，皆释俘囚为战士，故其下乐输死，所战无前。"在叛乱后，他却性情大变，变得暴躁不堪。在占领陈留后，因为儿子安庆宗被杀，他屠杀了投降的河南节度使张介然及上万降卒，"流血如川"。占领长安后，更是对未逃走的皇族和百官大开杀戒，并在长安大肆搜杀抢掠，搞得"民间骚然"。

这时候的安禄山，已经看不出一丝的深谋远虑，他性情暴躁，贪图享乐，完全就是一副得过且过的样子，与造反前的表现判若两人。

安禄山的造反生涯很短暂，他第一年造反，第二年称帝，第三年，就被他儿子杀了。

安禄山被杀，完全是咎由自取。

据《旧唐书》记载："禄山以体肥，长带疮。及造逆后而眼渐昏，至是不见物。又著疽疾。俄及至德二年正月朔受朝，疮甚而中罢。以疾加躁急，动用斧钺。"

疮和疽，都是皮肤软组织的感染。根据这段记载我们知道，安禄山作乱时的健康状况其实非常糟糕，他身上常有各种皮肤软组织感染，以至于曾为此中途罢朝。更糟糕的是，他造反以后视力逐渐下降，最终失明。

在长期的皮肤软组织感染和失明的折磨下，安禄山变得非常暴躁易怒，动不动就打人杀人。甚至连他的丞相严庄和心腹宦官李猪儿也都随便打，令两人苦不堪言。

安禄山的大儿子安庆宗娶了唐朝的荣义郡主，定居长安。安禄山造反后，安庆宗被唐玄宗杀了。老二安庆绪一直跟着他南征北战，甚至还救过他的命，一直自视为安禄山的继承人。但安禄山宠爱幼子，这令安庆绪非常不满，而且很恐慌。

不堪安禄山毒打的严庄和李猪儿与安庆绪合谋，由李猪儿动手把双目失明的安禄山砍死了，之后在床下挖了一个几尺深的坑，用毛毯包着安禄山的尸体埋了。

安禄山的死某种程度上成为安史之乱的转折点。安庆绪"素懦弱，言词无序"，无论威望和能力都不足以服众。叛军失去了领导核心，开始走上分崩离析和自相残杀的道路。此后史思明杀安庆绪，史朝义又杀史思明。经过七年零两个月后，唐王朝付出了巨大代价，最终将安史之乱平定。

回过头来看，安禄山因为健康状况的恶化，在反复发作的疮疽和双目失明的双重折磨下，性情变得急躁易怒。这不仅是他遭遇杀身之祸的主要原因，也可以解释为什么他造反后急于称帝，急于享乐，不计后果地大肆杀戮劫掠，与造反前判若两人。他派人收集唐玄宗御用梨园子弟和犀牛、舞马，送到洛阳供他享乐，却无心追赶逃亡的皇帝和太子，无非是觉得自己时日无多，想要及时行乐。

那么，安禄山到底得了什么病，以至于双目失明、身患疮疽呢？

除了"长带疮"和双目失明外，安禄山还有一个很严重的健康问题：肥胖。

安禄山年轻的时候就已经很胖了。他在幽州节度使张守珪手下的时候，张守珪常嫌他太胖。为了不让上司嫌弃，安禄山只好控制体重，不敢吃饱饭。到后来没人管的时候，他的体重就彻底失控了。

晚年的安禄山有多胖呢？史书记载他"腹大垂膝"。他体重三百三十斤，走路时只有用胳膊向上提起自己的身子，才能动脚。每次换衣服，服侍的人得把他的大肚子抬起来，然后才能给他系上腰带。他骑马上朝的时候，中间必须换一次马，否则马会被压垮。给他买坐骑的时候，得买那种负重整整五石还能跑起来的，否则就不能用。

肥胖、反复发作迁延不愈的皮肤软组织感染、失明，这三者综合起来，很明确地指向一种疾病：糖尿病。

糖尿病主要有两种类型。一种是由于体内胰岛素分泌不足导致的，叫作1型糖尿病，目前病因不明。另一种则是由于细胞出现了胰岛素抵抗，叫作2型糖尿病。2型糖尿病占糖尿病患者总数的90%，其重要原因就是肥胖。2型糖尿病患者中，80%属于肥胖者。

在长期肥胖的人群中，糖尿病的患病率明显增加，可高达普通人群的4倍之多。肥胖的时间越长，患糖尿病的机会就越大。而且，腹部型肥胖者（就是安禄山这种）患糖尿病的危险性远远大于臀部型肥胖者。按照世界卫生组织的标准，超重、肥胖、男性腰围超过

90 厘米，女性腰围超过 85 厘米者，均属于糖尿病高危人群，应定期进行指血筛查，指血异常者需到医院进行糖耐量试验。

为什么肥胖者容易得 2 型糖尿病呢？因为肥胖者体内存在着一种特殊的病理状态，叫作胰岛素抵抗。胰岛素需要和细胞上的胰岛素受体结合，然后通过一系列复杂的信号传导，由转运蛋白把糖转运到细胞内并加以利用。而肥胖患者，细胞膜上胰岛素受体的数量和功能都出现明显下降，信号传导通路也出现问题，导致糖的利用出现障碍。

为了克服胰岛素抵抗，胰腺会大量合成胰岛素，造成肥胖者血胰岛素水平大大高于普通人，以此勉强把血糖维持在正常范围。由于胰腺长期超负荷工作，随着时间推移，胰腺合成胰岛素的功能会渐渐衰竭，分泌的胰岛素不够把血糖降低到正常范围，就出现了显性糖尿病。

被诊断为糖尿病后，患者中很常见的一个现象，就是觉得自己身体很健康，认为糖尿病没有什么大不了的，不耽误吃饭，不耽误睡觉，不耽误干活，因而思想上长期不重视，也不进行规范治疗。

其实，糖尿病对机体的损伤，是日积月累的。如果长期得不到妥善治疗，疾病会不断地损伤患者的微循环，全身各脏器都会受到持续不断的损伤，这种损伤一旦超过代偿限度，就会出现一系列的远期并发症。这些并发症会给患者带来极其巨大甚至令人生不如死的痛苦：心会堵，眼会瞎，肾会衰，脚会烂，手会麻，创面会不愈合，等等。

发生在安禄山身上的皮肤软组织反复感染和双目失明，其实都是糖尿病的远期并发症。

糖尿病患者由于微循环障碍和免疫功能下降，很容易发生皮肤软组织感染。所以糖尿病患者要特别注意保持皮肤清洁，以免出现毛囊炎等小的皮肤感染病灶，一旦出现要及时处理，避免感染扩散。唐代没有空调，安禄山又是个大胖子，一到夏天肯定每天大汗淋漓。古代卫生条件比较差，人们的卫生习惯也不好，安禄山又是个四处征战的军人，很容易出现小的皮肤感染灶。这些感染灶对健康人威胁并不大，但对于糖尿病患者来说，在无法控制血糖又没有抗生素的情况下，这些感染灶不仅难以痊愈，还可能会逐渐向四周和深部扩展，发展成严重的脓肿或蜂窝组织炎，给患者造成巨大痛苦，甚至危及生命。

而糖尿病眼病，则是糖尿病患者最痛苦的并发症之一。糖尿病患者如果血糖控制得不好，一般在患病十年左右出现眼底病变，从出血到视网膜脱落，直至最终失明。

长期得不到妥善治疗的糖尿病患者，会出现微循环障碍，在微循环出现障碍后，视网膜就得不到充足的供血。为了解决这个问题，机体就会在视网膜上形成新生的血管。

问题是，这些新生的血管质量很差，属于私搭乱建应急的东西，非常容易出血和渗漏。新生血管一旦出血，原来透明的玻璃体就会被污染，导致视力下降甚至失明。幸运的是，这一阶段的视力下降还是可以恢复的，过一段时间出血被吸收了，患者就又看得清楚了。如此这般，患者会在视力下降和恢复之间反反复复。

随着视网膜血管反反复复地破裂出血，会出现更严重的问题，那就是各种瘢痕修复过程被启动，视网膜上会形成增殖膜。增殖膜的本质是一种瘢痕，它会逐渐挛缩拉紧。由于眼球内壁是一个球面，增殖膜一旦收缩得过于严重，就会扯破视网膜，甚至把整个视网膜给扯下来，造成视网膜脱落。

视网膜一旦脱落，除非及时给予医学干预，否则是不可能自己回去的，患者会彻底失明，而视网膜也会逐渐坏死硬化。

一代枭雄安禄山，就这样被糖尿病毁掉了。而大唐王朝，也得以多延续了一百五十年。

有效的减肥可以预防和减轻糖尿病，安禄山如果能像年轻时那样好好控制体重，大唐王朝和整个中国的历史，说不定会改写。

谁让他造反之前不好好减肥呢。

美人的鼻，郑袖的谗，楚怀王的耳屎湿还是干？

　　按照中国的传统美德，"妒忌"是最不能被容忍的女性的缺点之一。所以古往今来，嘲笑悍妒女人的段子和笑话，也就层出不穷。

　　有一个清朝的笑话：有一个官员想纳妾，但他老婆坚决不答应。于是他就找人给老婆做思想工作，说男人三妻四妾，是周公定的规矩！没想到他老婆丝毫不买账，说如果规矩是周婆定的，那肯定不是这样。

　　笑话归笑话，但却无意中道出了一个真相：在男权社会，规矩都是男人定的，所以这规矩对女人自然是不公平的。

　　中国的男权社会绵延几千年，不光规矩是男人定的，连历史都是男人写的，所以中国的历史记载中，难免处处带有男人的偏见。中国的历史书写者，理直气壮地以春秋笔法为尊者讳、为长者讳，却从来没有为女人讳过，不仅不讳，相反还经常肆意造谣泼脏水。把缝痔疮说成缝肛门这种事儿，自古以来掌握话语权的文人可真没少干。读史书的时候，得时时刻刻小心，否则非常容易被这些蔫坏的文人给骗了。

在中国历史上，女人长得美是件非常罪恶的事情，有道是"红颜祸水"，只要你长得美，那就是不安定因素，就是祸国殃民的罪人。看看历史，商是因为妲己亡的，周是因为褒姒亡的，夫差亡国为西施，吴三桂冲冠一怒为红颜，真是史不绝书。这实在是太扯淡了，国家是你的，权力是你的，军队是你的，大臣是你的，你治理不好国家，关女人什么事？我就不信，唐宗宋祖一代天骄那样的英雄豪杰，老婆都是丑八怪不成？把丢江山的责任推到美女身上，和强奸犯怪受害者长得太漂亮完完全全就是一个路数。不敢骂皇帝就骂皇帝的女人，不就是欺负人家没话语权吗？不就是推卸男人的责任吗？

在这些被男权主义的历史作者钉在耻辱柱上的女人中，有一个人名气没有褒姒、妲己、陈圆圆那么大，但却作为女人悍妒且恶毒的典型流传千年，这个人的名字叫郑袖，是战国时期楚怀王的南后。

楚怀王是个倒霉蛋，他执政时期，楚国的主要对手是在商鞅变法后国势大振的秦国。刚登基时，赶上秦国国君去世，秦国内政不稳，楚国凭借深厚的家底倒是占了不少便宜。后来秦国缓过劲来，凭借强大的国力和张仪高超的外交手腕与楚国全力相争，楚怀王就完全被人家玩弄于股掌之间，到后来干脆被秦国扣押，死在了秦国。

当然，按照中国文人的传统，国君倒霉，肯定是奸臣和坏女人惹的祸。于是，南后郑袖就被揪出来，和令尹子兰、上官大夫靳尚一起，为楚怀王的昏庸无能背黑锅。

要给领导背黑锅，首先你得足够坏，如果你不够坏，你怎么能够蒙蔽最高领袖，怎么能祸国殃民呢？如果你确确实实不够坏，那也没关系，我们可以给你编啊。

在《战国策》的《楚策》中，记载了一个郑袖如何坏的故事："魏王遗楚王美人，楚王说之。夫人郑袖知王之说新人也，甚爱新人。衣服玩好，择其所喜而为之；宫室卧具，择其所善而为之。爱之甚於王。王曰：'妇人所以事夫者，色也；而妒者，其情也。今郑袖知寡人之说新人也，其爱之甚于寡人，此孝子之所以事亲，忠臣之所以事君也。'郑袖知王以己为不妒也，因谓新人曰：'王爱子美矣。虽然，恶子之鼻。子为见王，则必掩子鼻。'新人见王，因掩其鼻。王谓郑袖曰：'夫新人见寡人，则掩其鼻，何也？'郑袖曰：'妾知也。'王曰：'虽恶必言之。'郑袖曰：'其似恶闻君王之臭也。'王日：'悍哉！'令劓之，无使逆命。"

这段故事简而言之就是，楚王怀喜欢一个美女，郑袖先是骗取了美女信任，告诉她楚怀王不喜欢她的鼻子，让她见楚怀王的时候捂住鼻子。然后，郑袖又对楚怀王说美女讨厌他身上的味道，楚怀王一生气把美女的鼻子割了。

够恶毒吧？够阴险吧？果然是最毒妇人心啊！

但是且慢，这个故事符合逻辑吗？

楚怀王有狐臭，美女肯定是知道的。郑袖教美女说："你以后在大王面前捂住自己的鼻子。"然后美女就听了。这美女的智商有 60 没有？难道她想不明白在一个有狐臭的人面前捂鼻子是什么意思？

一个人有狐臭，别人在你跟前老是捂着鼻子，是个正常人都会觉得这是嫌弃自己吧？难道楚怀王是个白痴觉不出来？还需要去问别人？

就算楚怀王猜不出来，他直接问美女不行吗？美女不说，问美女的随从不行吗？干吗非得去问郑袖？

郑袖说美女厌恶楚怀王的气味，楚怀王就相信了？要厌恶为啥早先不厌恶？既然楚怀王那么心疼美女，万一他想核实一下情况，郑袖的阴谋不就穿帮了？郑袖如何确定楚怀王会不假思索直接割鼻子呢？

就算郑袖的计谋成功了，那个美女是哑巴吗？割鼻子又不是割舌头，难道她不会把事情经过讲出来？如果楚怀王事后得知了真相，那郑袖如何面对楚怀王的雷霆之怒？郑袖是如何确定对方绝对没有辩解机会而楚怀王也永远不会知道真相的？

最后，就算这一切都发生了，郑袖的阴谋完全成功了，既然是阴谋，她肯定不会到处说吧？既然她不说，楚怀王也不知道真相，那这段历史是如何被言之凿凿地记录下来的？

在我看来，这件事情的真相可能是：楚怀王确实有严重的狐臭，某次可能因为出汗过多或者长时间没洗澡，味道比较大。美女服侍他的时候受不了这个味道，或者是自恃恩宠，或者是一不小心，做出了一些不合适的动作。比如掩鼻子，刺激了楚怀王，被楚怀王割掉了鼻子。而那些怨恨郑袖的人就借此编造了这么一个谣言，说她是被郑袖害的，这个谣言就被记载到史书里了。

说白了，都是狐臭惹的祸。

所谓狐臭，其实就是腋臭，那种令美人掩鼻的强烈异味，是人体大汗腺分泌物被细菌分解的结果。

人体的汗腺分两种。一种是小汗腺，小汗腺约占九成，排出的汗液主要是水分和盐分，没有异味。另一种是大汗腺，主要分布在腋窝、会阴、乳晕和外耳道内。人进入青春期后，大汗腺开始发育。腋臭患者的大汗腺分泌的汗液除了水分和盐分，还有含量较高的蛋白质和脂肪酸，这些蛋白质和脂肪酸被细菌分解后，就产生了难闻的异味，也就是狐臭。而没有腋臭的人，其大汗腺并不分泌这些东西，所以没有异味。

腋臭其实对人的生理健康没有什么影响，但是，腋臭会影响患者的社交和工作，给患者造成心理压力，甚至导致心理障碍。

其实，腋臭也就在东亚是个问题，在白人和黑人中根本不是问题。之所以不是问题，不是因为发生率低，而恰恰是因为发生率太高。事实上，白人和黑人绝大部分都有腋臭。"狐臭"在《肘后备急方》中写作"胡臭"，可能就是因为在胡人（老外）中较为普遍的缘故。

既然大家都有，也就不当回事了。倒是在中国，腋臭发生率很低，唯其发生率低，有腋臭的人才会有心理压力甚至被歧视。

其实人类的远祖，都是有腋臭的。我甚至觉得，腋臭可能在某种程度上是对生存有利的，这股浓浓的气味，可以在夜间作为同类的识别标志，防止行进时掉队或走散。

人类的祖先走出非洲的时候，也是带着腋臭的，但是，大概 4 万年前，到达亚洲的某个人类祖先，其 16 号染色体的某个基因发生了突变。这个人，很可能是绝大部分东亚人共同的祖先。

发生突变的这个基因，叫作 ABCC11 基因，在这次突变中，这个基因的 rs17822931 位点第 538 个碱基发生了一次突变，这次突变使得这个基因合成的蛋白失去了功能，被机体作为错够蛋白予以分解。

这个蛋白的名字叫 MRP8，参与多种物质的转运，对腺体分泌有重大意义。当这个蛋白错够失能后，大汗腺也就失去了分泌蛋白质和脂肪酸的功能，腋臭就不会发生了。

需要指出的是，产生腋臭的这个基因是显性基因。人的染色体是成对分布的，只要第 16 对染色体有一个是带有腋臭基因的，大汗腺就会有分泌蛋白质和脂肪酸的功能。只有两个染色体携带的均为突变后的基因，才不会产生腋臭。

几万年来，这个变异的基因在东亚人群中占据了绝对优势。中国人 95% 没有腋臭，其中北方地区 99% 的人没有腋臭。韩国人和中国人差不多，99% 没有腋臭。而日本人只有 86% 没有腋臭。白

人中没有腋臭的只有 10%，而黑人中没有腋臭的更是只有可怜的
0.5%。

值得一提的是，日本大和民族和美洲印第安人是很少有腋臭的，
这表示大和民族和印第安人可能和我们有共同的祖先。日本有腋臭
的人集中在原住民中，这表示他们和大和民族很可能并非同源。

看到没？中国的男人可不是臭男人，欧美、非洲的男人才是地
地道道的臭男人。

有了腋臭，完全不必紧张和自卑。腋臭的处理包括保守治疗和
手术治疗等。保守治疗包括：勤洗澡，保持局部清洁，以免细菌过
度滋生和多不饱和脂肪酸气味蓄积；使用西施兰等药物，减少汗腺
分泌和细菌滋生等。手术方法有很多，其主要原理就是破坏大汗腺。
大多数情况下，手术可以取得较为理想的效果。但有时候手术难以
完全破坏大汗腺，会有少部分大汗腺残留下来，使患者仍有程度不
等的异味。

最后，ABCC11 基因编码合成的 MRP8 蛋白除了引起腋臭外，
还有一个功能：控制耵聍分泌。

所谓耵聍，也就是耳屎。没有发生 ABCC11 基因变异、MRP8
蛋白正常的人，耳屎是油性的，量大，黏稠。而发生了变异的人，
其耳屎是干性的。

楚怀王有腋臭，说明他的 ABCC11 基因是原生态的，他的耳屎
嘛，自然是油乎乎黏糊糊的那种啦。估计楚怀王宠幸的美人们，其

很重要的一项日常工作就是给大王掏耳朵吧。

　　还有那个屈原，有时候我觉得楚怀王不喜欢他也是有原因的，你看屈原写的《离骚》里面，动不动就芳草啊，申椒啊，幽兰啊，杜衡啊，芳芷啊，诸如此类。

　　领导有狐臭，你哭天喊地皮里阳秋没完没了地嚷嚷自己有多香，如果不是脑残，那就只能是故意找抽啦。

重耳是个肌肉男——骈胁重瞳是咋回事？

说起晋文公重耳，在中国可谓无人不知无人不晓。他的故事几乎就是中国宫斗剧的经典模板：重耳的哥哥申生是老爸晋献公的嫡长子，也是君位的第一合法继承人。不想晋献公老年昏聩，宠爱妖艳贱货骊姬，想废长立幼。于是逼死了申生，并追杀重耳和他弟弟。重耳和弟弟被迫出逃。晋献公死后，妖艳贱货骊姬的儿子如愿继承君位，却被人所杀，晋国从此内乱不息。重耳在外流亡19年，终于在秦穆公的帮助下回国继位，他励精图治，重用贤良，平息内乱，战胜外敌，匡扶天子，称霸诸侯，成为大名鼎鼎的春秋五霸之一。

记得小学的时候，老师给我们讲古人的励志故事，经常拿重耳做榜样，给我们讲重耳流亡期间遭遇多么悲惨、生活多么艰难。重耳吃不上饭时找农民讨吃的，被对方拿土块羞辱。最后手下一个叫介子推的人割下大腿上的一块肉煮汤给他吃才渡过难关。这个故事把我这个纯洁少年感动得不要不要的。

等年龄大点，不那么纯洁，知道怀疑人生了，翻翻史书认真读读重耳的故事，就觉得他所谓的 19 年流亡生活其实远远算不上惨，甚至可以说，日子过得总体而言是蛮舒服的。

公元前 656 年，重耳逃离晋国，先是到了翟国，翟国是他目前的"娘家"，所以他在这里过得舒舒服服的，没受什么委屈，还娶了媳妇生了孩子。期间晋国内乱，妖艳贱货的骊姬和她儿子都被杀了，晋国无主，请他回国做国君，结果他害怕有诈推脱了，晋国大臣于是立了他弟弟夷吾当国君，重耳白白错失了大好机会。

得了君位的弟弟对重耳不放心，派人来杀他。公元前 643 年，在翟国舒舒服服地过了 12 年的重耳从翟国出走，前往齐国，希望借助齐国的力量抢回国君的位子。路过卫国的时候，卫国不肯招待他。他吃了一些苦头。到了齐国后，齐桓公待他很不错，不仅招待得很好，还把齐国宗室的一个美女嫁给他，于是重耳又在齐国整整过了五年花天酒地的日子。

此后，由于齐国内乱，重耳手下的人觉得靠齐国帮老大夺位没戏，想带他去别的国家碰碰运气。奈何重耳舒服惯了不肯走，这帮小弟和重耳的齐国老婆合伙把重耳灌醉了强行带走，继续去别国求助。他们先后到了曹国、宋国、郑国、楚国、秦国。除了在曹国和郑国受了冷遇之外，其他几个国家对他都是好吃好喝的，招待得非常周到。秦穆公更是一股脑打包给他六个老婆，并于公元前 636 年派兵帮助他夺取了晋国君位。

总共 19 年的所谓流亡生涯，翟国 12 年，齐国 5 年，其余是在宋国、楚国和秦国度过的。这19年流亡生涯至少有18年多过得舒舒服服，一路上还娶了不少美女当老婆，这样的人生要叫悲惨，这样的日子要算艰难，那我实在不知道该说啥了。

重耳这个人非常记仇。他后来当上晋国国君后，把当年对他不友好的卫国、曹国、郑国挨个修理了一遍。卫国和郑国得罪重耳，是因为他们太抠门，重耳路过的时候没有提供帮助。而曹国的曹共公得罪重耳的原因，令人相当无语，只能说："No zuo no die, why you try！"

说起这段恩怨，得先说说重耳的"异相"。

看看中国历史就会发现，历史上的很多牛人，都有长得和普通人不一样的地方，这就是异相。牛人嘛，肯定得有点和咱们不一样的地方，不然不好解释为什么人家这么牛啊！

而重耳的异相，是"骈胁重瞳"。史书上提得比较多的是骈胁，而民间流传比较多的是重瞳。

所谓重瞳，就是一只眼睛有两个瞳孔的意思。重瞳这事儿在中国历史上发生率还真不是太罕见，据说仓颉、大舜、项羽、李煜都是重瞳。

人自然是不可能一只眼睛长两个瞳孔的，网上有人解释称："所谓重瞳，是瞳孔发生了粘连畸变，从O形变成∞形，但并不影响光束进来，就像你把照相机镜头分成两半，一样可以用。"不仅有解释，网上还有种种"瞳孔粘连"的照片，相当重口味。

这是骗人的。如果瞳孔因为后天的原因比如炎症发生如此程度的粘连，这个患者几乎不可能还有正常的视力。那些所谓的双瞳孔图片，基本可以断定是 PS 的。

所谓的"重瞳"，最可能的原因是先天性瞳孔残膜。

在胚胎发育期，眼睛晶状体前方覆盖着一层血管膜，这层血管膜一般在胚胎 7 个月时退化，出生时完全消失，如出生时仍残留一部分，则残留的这部分称"瞳孔残膜"。在某些情况下，残膜呈线装将瞳孔分割成两部分，就形成"双瞳"的外观。除此外，残膜还可能导致虹膜瞳孔板增厚，增厚的虹膜瞳孔板没入肥厚的虹膜基质，环绕瞳孔，形成另一层次，似在正常瞳孔之上，又有另一瞳孔，但不能收缩。

先天性瞳孔残膜一般无须治疗，残膜遮盖瞳孔严重影响视力者，可作残膜切除或激光光切治疗。

重耳还有一个异相是"骈胁"，而曹共公正是因为对这个"骈胁"过于好奇才把重耳得罪了。

根据《史记》记载："共公十六年，初，晋公子重耳其亡过曹，曹君无礼，欲观其骈胁。"

《左传》记载："及曹，曹共公闻其骈胁，欲观其裸。浴，薄而观之。"

根据记载，重耳到了曹国，曹共公听说重耳是"骈胁"，想趁重耳光着身子的时候看看，于是趁他洗澡时去偷看。

别说古代，即使现在，偷看别人的裸体也是极其无礼的行为，重耳等人深以为耻。为了安抚重耳，曹国大夫僖负羁私下给重耳送去食物，并把一块璧玉放在食物下面。重耳接受了食物，但把璧玉还给了僖负羁。后来重耳当了国君，派兵攻打曹国，把曹共公抓走关了起来，狠狠出了一口恶气。淘气的曹共公成了阶下囚，受尽屈辱，后来托人说情才好不容易被释放回国。

那么，这个差点害死好奇宝宝曹共公的"骈胁"，到底是怎么回事呢？我们看看历史上专家学者们的解释。

西晋学者杜预："骈胁，合干。"

三国时期著名史学家韦昭："骈者，并干也。"

孔子后人，隋唐时期学者孔颖达："胁是腋下之名，其骨谓之肋……骈训比也，骨相比迫若一骨然。"

这些学者一致认为，重耳的"骈胁"是指他的肋骨紧密相连如一整体。

作为一个医生，我不得不说这是扯淡。

肋骨的形态变异并不罕见，曾有学者用 X 射线对中国 25768 名健康成年人肋骨形态进行检查，形态变异者 384 例，总发生率为 14.9%。检出的肋骨形态学变异包括叉状肋、第一肋骨发育不全、颈肋、肋骨前端肥大、肋骨桥、肋骨环、肋骨先天块损、并肋、肋骨桥关节等。

肋骨长在一起的情况，叫作并肋，发生率为 0.31%。但这种变异，只累及两根相邻的肋骨，肋骨并成一体的部分一般占肋骨长度的 1/3，最大 2/3。

如果人的肋骨真的都连在一起，那是一件非常糟糕的事情。人要活着，就得呼吸，而呼吸则依赖呼吸肌正常工作。呼吸肌分为肋间肌和膈肌，而肋间肌又分肋间外肌和肋间内肌。呼吸分为胸式呼吸和腹式呼吸。胸式呼吸是通过肋间肌的活动来引起胸廓的扩张和回缩进行呼吸，腹式呼吸是通过膈肌的上升和下降来进行呼吸。

如果人的肋骨连在一起，就意味着肋间肌无法工作，胸廓难以正常地扩张和回缩，胸式呼吸难以正常进行。虽然腹式呼吸可以代偿部分呼吸功能，但这种情况对健康乃至生存肯定是非常不利的。

除了先天变异，后天因素也可以导致肋骨并在一起。比如慢性脓胸患者，可能出现胸膜粘连收缩的症状，导致受累部位肋间隙变窄甚至消失。但重耳非常健康，整天吃喝玩乐还娶了一大堆老婆，实在不像个病人。

此外，这个解释还有一个显而易见的漏洞：除非是严重营养不良或者肿瘤晚期严重消耗导致肋骨显露比较明显的患者，否则肋骨的变异是难以仅凭眼睛就看出来的。重耳就算肋骨真的长在一起，你不上去摸两把，仅靠偷看人家洗澡也看不到啊，除非你的眼睛是 X 光机。

所以，肋骨长在一起这个说法，明显不靠谱，基本上属于望文生义的附会和杜撰。

那么，"骈胁"到底是啥意思呢？

在《史记》中，"骈胁"这个词并非只在描述重耳的时候出现，在《史记·商君列传》里面，也用到了"骈胁"这个词。

《史记·商君列传》称，商鞅出行的时候："多力而骈胁者为骖乘，持矛而操阚戟者旁车而趋。"意思是：孔武有力的侍卫在身边护卫，持矛挥戟的武士在车旁疾驰。

很明显，商鞅不可能专门找一群肋骨连成一体的人来当侍卫。这里的"骈胁"是指这些侍卫身体健壮，肌肉发达，以至于整个肋部似乎连成一体。具体什么样子，大家找个健美运动员的照片看看就知道了。

这个解释，明显比肋骨长在一块合理多了。那么，既然是同一本书中出现的同一个词，为什么史学家们硬要望文生义生造出另外一个意思呢？

因为重耳的年龄。

如果采用和《史记·商君列传》中一样的解释，那重耳就应该是一个健壮的肌肉男。但问题是，太史公说的很明确：

"……重耳遂奔狄。狄，其母国也。是时重耳年四十三。""重耳出亡凡十九岁而得入，时年六十二矣。"（《史记·晋世家》）

也就是说，太史公认为，重耳43岁出亡，62岁回国继位。以此推算，他路过曹国被曹共公"观胁"的时候，是61岁左右。60多岁的人是一个肌肉男，这事儿听着确实不太靠谱。难怪大家宁可生造出一个解释也不直接采用这种现成的说法。

但是，如果太史公错了呢？

事实上，关于重耳出亡时的年龄，史书记载中出入颇大。比如《国语·晋语四》称："晋公子生十七年而亡。"而《左传·昭公十三年》也称："我先君文公……生十七年，有士五人……亡十九年，守志弥笃。"

按照这种说法，重耳出亡的时候应该是 17 岁。

今天的史学界，重耳 43 岁出亡说和 17 岁出亡说均有人支持，双方争论不休。而 17 岁出亡说的支持者，也提出了不少相当有说服力的证据。限于篇幅，在此仅举两例。

跟随重耳流亡的人中，有他舅舅狐毛和狐偃。狐毛和狐偃的爹，也就是重耳的外祖父，叫作狐突。公元前 637 年，重耳在秦国护送下回国继位的前一年，晋怀公命随重耳出逃在外之人全部归国，不归者，诛其全家。同年冬，狐突因不召二子归国，被怀公杀害。

如果重耳 43 岁出亡，狐突被杀这一年他应该是 61 岁。而他的外祖父，哪怕是刚到青春期就播种生娃，至少也应该比重耳大 30 岁才合理。也就是说，在重耳回国的前一年，他 90 多岁的外祖父还活着，不仅活着，而且还能思路清晰、逻辑严密、言辞犀利地和国君抬杠。这别说在人均寿命 20 多岁的春秋时期，就搁现在也很罕见。

此外，据《礼记·檀弓下》记载，重耳逃到翟国四年后，晋献公去世导致晋国内乱，两名继承人先后被杀。秦穆公派人吊丧，劝重耳把握时机回国。使者转达秦穆公的话说："孺子其图之。"重耳拿不定主意，去问舅舅狐偃，狐偃劝重耳不要答应，说："孺子其辞焉。"

在这里，秦穆公使者和狐偃都称重耳为"孺子"。如果重耳是43岁出亡，这时候已经47岁。很难想象他舅舅和秦国使者会叫他"孺子"。

如果重耳是17岁出亡，那么他经过曹国的时候应该是35岁左右。重耳那个年代，贵族公子是要上战场建功立业的，可不像后世的公子哥那么弱不禁风。晋国连年征战，重耳也早早领兵打仗，他逃亡后先去的翟国属于"北狄"，文明程度远不及中原地区，民风剽悍尚武。17岁的重耳在这种地方待上12年，在家人培养下，肯定也能练出一副好身板。

所以，真实的情况可能是：35岁的重耳路过曹国，曹共公听说重耳是个肌肉男，拥有健美运动员一样的身材，于是忍不住趁他洗澡的时候去偷看。这种偷窥已经不是好奇那么简单，而是有很下流的含义，所以重耳觉得受了奇耻大辱。

出于上述分析，在重耳出亡的年龄这个问题上，我支持17岁一说。

痒到让你不怕死——曾国藩为何纳妾？

1851年，清政府治理下的中国，百弊丛生，风雨飘摇。就在这一年的广西金田，一个努力多年却始终考不上秀才的差生联合一帮志同道合的兄弟，扯旗造反，拉开了太平天国运动的大幕。

一朝英雄拔剑起，又是苍生十年劫。太平天国运动，从金田起义到天京（南京）陷落，历时足足13年。天地不仁，以万物为刍狗，整整13年，中国半壁江山硝烟不断，尸山血海，民不聊生。

金田起义后，洪杨大军兵锋所指，所向披靡，本不乏问鼎中原、灭亡大清王朝的机会。但是，中国出了个曾国藩。曾国藩带领湘军子弟，屡败屡战，不折不挠，最终攻破南京，镇压了太平天国。

与洪秀全一样，曾国藩也出身于穷山恶水、交通闭塞的农村，不过学习成绩比洪秀全好得多。曾国藩从14岁开始参加县试，八年赶考，七次名落孙山，终于在23岁时中了秀才，然后在27岁那年考中进士。

曾国藩的考试成绩并不算太理想。清代每科考毕，录取人数自一百至四百余名不等，分为三甲。头甲三人，即状元、榜眼和探花，赐进士及第；二甲诸人赐进士出身；三甲人数最多，赐同进士出身。如果将科举比作高考，那么头甲属于北京大学、清华大学，二甲属于985院校和211院校，而三甲就属于普通本科了。曾国藩名列三甲第四十二名，赐同进士出身，属于普通本科。

说实话，"同进士"这个称谓，有相当的侮辱性。古人把小妾称为"如夫人"，就是和夫人一样，其实，这个"如"明明白白就是"不如"的意思。同样，"同进士"这个"同"，也是明明白白"不同"的意思，说你其实不是真正的进士。这件事情，成为曾国藩终生的心病和遗憾。

太平天国运动，某种程度上就是30岁还没考上中学，决心自主创业，坚信榜上无名脚下有路的差生洪秀全，和资质一般、出身一般，却为实现人生理想顽强奋斗的中等生曾国藩两人的殊死对决。在这场决定大清王朝命运乃至中国历史走向的大对决中，中等生曾国藩最终击败了差生洪秀全，成就了自己辉煌的人生。

而那些优等生，在这场对决中基本扮演了打酱油的角色。

历史告诉我们，学历确实很重要，但高考成绩并不能定终身。

曾国藩挽狂澜于既倒，扶大厦于将倾，平定大乱。他还引进西方科学技术，开洋务运动先河，派遣幼童出国留学，极大地推动了中国的进步。他被誉为晚清四大名臣之首，中兴第一名臣。毛泽东青年时期，潜心研究曾氏文集，感慨"愚于近人，独服曾文正"。

在其晚年，还曾说："曾国藩是地主阶级最厉害的人物。"蒋介石对曾氏更是顶礼膜拜，称曾国藩"足为吾人之师资"。而在传统文人眼中，曾国藩更是"千古完人""官场楷模""一代儒宗"。

《左传》称："太上有立德，其次有立功，其次有立言，虽久不废，此之谓三不朽。"

"立德"，即树立高尚的德业；"立功"，即为国为民建立功绩；"立言"，即提出具有真知灼见的言论。立德、立功、立言，是中国传统知识分子追求的最高人生目标。有人称，历史上能够做到三不朽的人只有两个半，分别是孔子、王阳明和曾国藩（半个）。

曾国藩死后，有人为他写挽联："立德立功立言三不朽，为师为将为相一完人。"在光绪年间，曾国藩差一点得到中国文人的至高荣誉：配享孔庙。

但是，被传统文人赞誉为"千古完人""一代儒宗"的曾国藩，却做过一件封建传统道德无法容忍的事情，这件事情后来给曾国藩造成了极大的困扰，也严重影响了其声誉。

这件事情，就是纳妾。

咸丰十一年（1861 年）农历十月，50 岁的曾国藩在安庆军营里纳 19 岁的陈氏为妾。

纳妾似乎不是什么大不了的事情，在那个年代，别说曾国藩这种高官，就算是平民百姓，娶个小老婆也不是多大事儿啊。

但问题是，曾国藩纳妾的时间不对，地点不对。

时间不对，因为当时是在国丧期间。咸丰皇帝是该年农历七月十七日驾崩的，曾国藩纳妾是在十月。此时皇帝去世不足百天，全国服丧未满，禁止一切娱乐及嫁娶活动。对于将礼法视为生命的中国传统士大夫来说，曾国藩国丧期间纳妾，妥妥地属于丧德违制。这种行为，依照法律属于大不敬，属于严重的违法行为，轻则罢官撤职，重则抄家灭族。就算皇帝不治其大不敬之罪，在道德上也是严重的污点。

地点不对，曾国藩纳妾的地方是在安庆。当时的安庆，是湘军大本营，处于湘军和太平军对峙的前线，曾国藩身为湘军统帅，坐镇湘军大本营。按照当时的传统，军营之中不能有女人，否则不吉利。战事正酣之时主帅纳妾，无疑会扰乱军心。

曾国藩一纳妾，立即引起轩然大波，不仅朝廷中有人弹劾，连左宗棠都骂他"伪道学"。好在朝廷还需要他镇压太平军，选择了装聋作哑。他的部下彭玉麟，更是气得仗剑直闯曾国藩的公馆，气狠狠地说要把给曾国藩介绍小妾的亲兵营官给斩了，曾国藩解释半天才算完。

曾国藩给彭玉麟的解释是：之所以纳妾，是要找个人来挠痒痒。

挠痒痒？

当时的曾国藩，和朝廷的关系绝非同心同德十分融洽。曾国藩是汉人，手握重兵。朝廷虽然不得不靠他对付太平军，但也对其猜忌防范不已。可以说，在整个镇压太平天国运动期间，曾国藩三分精力用在对付太平军上，七分精力用在应付朝廷的猜忌和掣肘上。在先皇刚去世、新皇帝刚登基的情况下，曾国藩这种明目张胆的丧德违制之举，不仅送给对方一个巨大的把柄，也很容易被视为对新皇帝的藐视和挑衅。

不惜犯下欺君罔上大不敬之罪，不惜冒抄家灭族身败名裂的风险，你说就为了找个人挠痒痒？

更不可思议的是，彭玉麟居然接受了这个说法——不管别人信不信，反正曾大帅的老部下信了。

在仔细分析了历史资料后，我也信了。

一般而言，男人纳妾，目的无非两个：一个低俗点的原因是好色，还有一个高大上的理由是为了繁衍子嗣。

曾国藩纳妾明显不是为了繁衍子嗣，他纳妾那年已经 50 岁，原配夫人已经给他生了三子五女，除了一个男孩早夭外，有二子五女养大成人，传宗接代的问题早已经解决了。

那么，曾国藩纳妾是因为好色吗？他还真不好色。

曾国藩刚进京城的时候，也曾经胡闹过一阵子。但是后来在唐鉴等师友的影响下，成为一名狂热的理学信徒。他从此洗心革面，修身养性，学做圣人，终生自律极严。

曾国藩自律到什么程度呢？

曾国藩日记曾经记载："早起，饭后写小楷千余字。日中，闺房之内不敬。去岁誓戒此恶，今又犯之，可耻，可恨！"

这段日记记载的是曾同学早上起来，先写了一千多字的小楷。到了中午，忍不住和夫人在闺房内啪啪啪。啪啪啪之后，曾同学非常后悔，觉得自己对不起圣人的教诲。自己去年就发誓不随便啪啪啪，怎么熬了一年突然这次没忍住呢？自己实在太可耻可恨了。

我实在无法想象，一个禁欲到这种程度的人，怎么会急色到不惜冒天下之大不韪，于国丧期间纳妾？曾国藩的爷爷没纳妾，父亲没纳妾，他自己 30 岁不纳妾，40 岁不纳妾，偏偏 50 岁色心大起熬不住了要纳妾，说不通嘛！

退一万步，即使曾大帅真的是色心难耐，以他的身份，他应该有很多解决办法，不至于出此下策。

而且，别人帮他找小妾，似乎也不是按照如花似玉的标准找的。

根据曾国藩日记里记载的纳妾的过程，第一个人选是他三弟提供的："前季弟代余买一婢，在座船之旁，因往一看视，体貌颇重厚，特近痴肥。"又胖又傻，曾大帅没看上。

第二个人选则是部下韩正国给找的："旋韩正国在外访一陈姓女子，湖北人，订纳为余妾，约本日接入公馆。申刻接入，貌尚庄重。习字一纸。中饭后，陈妾入室行礼。"这个成为其小妾的陈姓女子，曾国藩对其外貌的描述也仅仅是"尚庄重"，应该也不是狐狸精级别的。

而且，据说曾国藩还和陈氏有协议在先：娶陈氏只是为了照料自己的生活，夜晚帮自己挠痒，并不打算与她有什么"亲密接触"。

并且，自己死后，陈氏可以改嫁。

综上所述，曾国藩国丧期间纳妾，既不是为了繁衍子嗣也不是因为好色，还真就是为了有人给他挠痒。

有人可能不理解，为什么挠痒一定要纳妾呢？随便找个亲兵或者女人不就解决了吗？

还真不行，曾国藩是理学家，他身上的痒痒，尤其私密部位的痒痒，真不是随便什么人都能挠的。找男人挠，闹不好被人说成搞基，有损名声。找别的女人挠更不合适，男女授受不亲，找别的女人挠痒痒和嫖妓性质差不多。

那么，曾国藩到底有多痒，以至于一代儒宗千古完人连丧德违制都不在乎了呢？

这得从曾国藩痒的原因说起了。曾国藩一生功成名就，立身、立德、立言三不朽，可谓牛人中的牛人。但再牛的人，也牛不过病，曾国藩被一种疾病整整折磨了一生。这种病时好时坏，反复发作，令曾国藩苦不堪言，至死方得解脱。

这种病，就是"癣疾"，也就是我们现在所说的牛皮癣，规范的叫法是银屑病。

银屑病是一种常见的慢性复发性炎症性皮肤病，特征性损害为红色丘疹或斑块上覆有多层银白色鳞屑，好发于四肢伸侧、头皮和背部，严重皮损可泛发全身，并可出现高热、脓疱、红皮病样改变以及全身大小关节病变。

银屑病根据临床表现可分为四种类型：寻常型、关节病型、红皮病型和脓疱型。其中寻常型银屑病占绝大多数。寻常型银屑病病程漫长，可持续数年至数十年，期间可反复发作。每次发作可分为进行期、稳定期和退行期三个阶段。进行期为急性发作阶段，新皮损不断出现，旧皮损持续扩大，炎症明显。稳定期病变停止发展，炎症减轻，不发生新皮损。退行期则表现为炎症消退，鳞屑减少，皮损缩小、变平、消失，遗留色素减退或色素沉着斑。

银屑病的发病机制尚不明确，但精神紧张和应激事件是银屑病发作和加重的重要原因。较多银屑病患者发病或病情加重前有明确的精神过度紧张、过度劳累、情绪抑郁等应激诱因存在。根据报道，精神紧张可使30%~40%的成年银屑病患者病情加重，儿童受精神紧张影响病情加重的比例则高达90%。

曾国藩较早记载"癣疾"的日记，是在道光二十六年，那一年他35岁。这种病此后一直纠缠着他。据记载，曾国藩和人下棋时，不断地抓挠，待棋下完，挠下的皮屑能把棋子盖上，可见其病情之重。

如果仅仅是掉点皮屑倒也没什么，但是，这种病导致的瘙痒却令曾国藩痛苦到极点。银屑病不是全部都伴随瘙痒，但一旦伴随瘙痒，会非常难受，后背等挠不到的地方尤其难受。

翻翻曾国藩的日记，里面经常出现的一个字就是"痒"："三更睡，癣痒，竟夕爬搔，不能成寐。""睡后，左腿爬破，痛甚，彻夜不甚成寐。""二更三点睡，癣痒，不甚成寐。"

这种疾病不仅影响曾国藩的休息，还严重干扰了他的工作："癣疥之疾未愈，头上、面上、颈上并斑驳陆离，恐不便于陛见，故情愿不考差……"（道光二十六年）"手疮、臂疮殊增烦恼，遂不能多作事。"（同治元年）

我们前面说过，银屑病的发作和加重往往与精神紧张和过度劳累有关。在曾国藩纳妾那一年，也就是咸丰十一年，曾国藩坐镇安庆，指挥各路大军镇压太平军，军务繁忙，殚精竭虑，其银屑病也就无可避免地加重到令其几乎精神崩溃无法工作的地步了。

据曾国藩说："余遍身生疮，奇痒异常，极以为苦，公事多废搁不办，即应奏之事亦多稽延。"

痒到了连奏章都没精力写的地步，可想而知曾国藩痛苦到何等程度。为了减轻痛苦，曾国藩不惜丧德违制也要纳妾帮他挠痒，也就不难理解了。

银屑病病因至今尚未明确，也无法彻底治愈，但有很多方法可以控制症状。其中 75% 的患者，可以单纯依靠外用药膏来控制，不至于像曾国藩那样被折磨得死去活来。但值得一提的是，患者一定要有足够的耐心，千万不要心急，认真遵从医生的指导，坚持规范治疗，才能取得最好的效果。

银屑病目前无法根治，但很多患者总是不肯死心，想方设法地打听和寻求能"除根"的办法，这就给了很多骗子机会。很多打着

"祖传秘方""纯中药治疗"旗号的骗子，至今生意兴旺。

祖传秘方和中医能否彻底治愈银屑病呢？看看曾国藩就知道了。曾国藩是大清重臣，官至两江总督、直隶总督、武英殿大学士，封一等毅勇侯。以他的身份和地位，什么中医大师找不到？什么祖传秘方找不到？然而，他被银屑病折磨了几十年。

当然，如果你执着地相信中医高手都藏在民间，手拿一张足以令他身家百亿的药方，却淡泊名利地开着一家非法诊所等着你上门，那我也没办法。

至于那些号称"特效"的药物，我只有一句忠告：这些药物，最好的结果是无效。如果有效甚至效果非常好，那是非常危险的事情。

如果这些神药有效，那无非就是里面非法添加了大量激素甚至乙双吗啉。

关节病型银屑病、红皮病型银屑病和脓疱型银屑病可短期应用激素或免疫抑制剂，但寻常型的银屑病是禁止口服激素的，因为副作用太大，得不偿失。江湖骗子和不法商贩在药物里添加的大剂量的激素可以短期内控制银屑病病情，但是有诸多的副作用，停药以后，病情往往会剧烈反弹。

乙双吗啉是国际上明确禁用的药物。这种药物最初被开发出来是治疗肿瘤的，后来发现治疗肿瘤效果不佳，但对银屑病治疗效果非常好，一度用于治疗银屑病。但后来发现其有严重副作用——能导致患者发生白血病，因此被禁用。有些丧心病狂的不法分子，将乙双吗啉偷偷掺到所谓的"特效药"中，以昂贵的价格卖给患者，谋财害命。

如果您或者您的家人、朋友不幸患了银屑病，请务必到正规医院，在医生的指导下规范治疗，不要给骗子机会。

萌萌的孔夫子与抑郁的屈大夫

　　孔子和屈原，在中国都是家喻户晓的历史名人。仔细看一下两人的生平，我们就会发现孔子和屈原的人生经历有很多相似的地方，尤其仕途经历更是相差无几。

　　孔子的祖上是殷商王室的后裔、宋国的贵族，先祖是商朝开国君主商汤。孔子从小勤奋好学，腹有才华，胸有大志，51岁当了市长（中都宰），52岁当了建设部长（司空），后又升任公检法司最高长官（大司寇），56岁时主掌鲁国国政，执政三个月就国家大治，引起了齐国的恐慌。于是齐国人通过糖衣炮弹腐蚀了鲁国国君，令其沉迷酒色。失去国君支持的孔子带着徒弟周游列国14年，寻求施展才华的机会，奈何始终得不到重用，最后于68岁那年回到鲁国。回国后，孔子教授子弟，著书立说，于72岁寿终正寝。死后代代追封，成了文圣人、至圣先师、大成至圣文宣王。

　　屈原出身高贵，比孔子有过之而无不及。他是楚武王熊通之子屈瑕的后代，根正苗红的楚国皇族。他和孔子一样自幼勤奋好学，胸怀大志。早年得楚怀王信任，任左徒、三闾大夫，深受器重。后来因为在对秦政策上和楚怀王有难以弥合的分歧，加上奸臣的构陷排挤，屈原被楚怀王逐出郢都。后来楚怀王被秦国所骗，被囚禁并最终死在秦国，继位的楚襄王对屈原也不感冒，把他放逐到江南。此后，屈原就在放逐地发牢骚骂娘。屈原 62 岁那年，秦国大将白起攻破了楚国国都，屈原投汨罗江自杀，留下不少华美的诗篇和端午节的传说。

同样从政坛顶端跌落，同样郁郁不得志，孔子的结局要比屈原好得多——虽然政坛失意，但教育事业很成功，生前桃李满天下，死后封神成圣，这样的人生也算圆满。孔子人生的最后阶段总体而言也算幸福平静，最后寿终正寝得享天年。而屈原政坛失意后，整天发牢骚，死前更是长期处在精神极度苦闷的状态，整天在江边蓬头垢面地自言自语，最后投水自尽，令人叹息不已。

相似的际遇，截然不同的结局，这背后，是两个人截然不同的心理健康状况。

孔子一生孜孜不倦地"吾待贾也"，但除了做高官的那几年，他的人生是很不得志的。周游列国 14 年推销自己，竟然没能找到一个再次施展才华的机会，孔子的郁闷可想而知。但是，我们看史书的记载，无论多么不得志，无论处在何等的困境之中，孔子始终都能保持萌萌的乐观态度。当然，这其中，孔子的几位弟子也功不可没。

孔夫子可称为中国第一号教书匠，教出来不少牛哄哄的徒弟。按照现在的标准，他老人家至少是个博士后导师。他的徒弟长年追随着他，帮他跑腿、干活、做课题，偶尔还能混个助教之类的职位，领点生活津贴，说起来也和现在的博士、硕士差不多。

看《论语》，里面倒真有不少导师和学生的相处之道。而孔老夫子的表现，颇有令人忍俊不禁之处。

子路、曾皙、冉有、公西华是孔子几个比较重要的弟子，别的徒弟是学士或者硕士，而这几位应该属于博士一级的入室弟子。他们和孔子之间曾有一次极其著名的对话。

孔夫子最喜欢的是颜回，不过这次颜回没参加，据某些专家考证，这时候颜回已经挂了。

这次对话《论语》里是这么记载的：

子路、曾皙、冉有、公西华侍坐。子曰："以吾一日长乎尔，毋吾以也。居则曰：'不吾知也。'如或知尔，则何以哉？"

子路率尔而对曰："千乘之国，摄乎大国之间，加之以师旅，因之以饥馑；由也为之，比及三年，可使有勇，且知方也。"夫子哂之。

"求，尔何如？"对曰："方六七十，如五六十，求也为之，比及三年，可使足民。如其礼乐，以俟君子。"

"赤，尔何如？"对曰："非曰能之，愿学焉。宗庙之事，如会同，端章甫，愿为小相焉。"

"点，尔何如？"鼓瑟希，铿尔，舍瑟而作，对曰："异乎三子者之撰。"

子曰："何伤乎？亦各言其志也！"曰："莫春者，春服既成，冠者五六人，童子六七人，浴乎沂，风乎舞雩，咏而归。"

夫子喟然叹曰："吾与点也。"

这段记录里面，惹导师生气的是子路，而得到赞扬的是曾皙。关于缘由，儒家有很多冠冕堂皇的解读，但实际上，无非是孔夫子的小心眼在作怪。

孔子这辈子是很悲催的，颠沛流离一辈子，孜孜不倦地想做官，这本无可厚非。不想当院长的医生不是好医生对不？

问题是孔子最辉煌的纪录就是当了一个小破医院的医务处处长。没多久就不干了。最后孔博导只能不甘心地当了一辈子教书匠，从硕导混成博导，但是没当上院长书记局长厅长乃至部长是孔博导心中永远的伤痛。

所以，当他问大家"如果有人给你们机会，你们觉得自己能干啥"的时候，其实有点愤世嫉俗的心态在里面。而憨厚的子路显得特别不识时务，大大咧咧地说："以我的学问，我觉得当个卫生厅厅长绝对没问题！"

打人不打脸啊，你这不是故意伤害孔博导心灵最脆弱的地方吗？所以孔博导没给他好脸色看，当着大家面把他嘲笑了一番。

冉有看子路被嘲笑了，觉得应该低调一点，所以当孔博导问他的时候，他说："我这个人没啥大本事，也就当个医院院长的水平。"孔博导黑着脸不说话，估计心里也极其不爽。

然后孔博导问公西华，公西华看着气氛不对，决定再低调一点："我觉得我当个医务处处长就不错了。"孔博导对这几个笨徒弟简直恨得咬牙。

最后只剩一个最小的曾皙，孔博导也例行公事地问了一句。没想到这孩子最聪明："老大，我的理想就是当个老师，当个和您一样的老师，我认为教师是太阳底下最光辉的职业，是人类灵魂的工程师。那些官啊什么的都是浮云，只有您这样的人生才是最有意义的。"孔博导心花怒放："吾与点也！"

孔夫子最喜欢的学生是颜回，喜欢到了令人发指的地步，他曾经当着子路的面大夸颜回："有人用就做官，没人用就退隐，能有这种品德的就咱俩吧？"说是夸颜回，我总觉得他是在夸自己。

子路听到孔子这么说很不爽，这帮徒弟里面子路是最忠心也最吃苦耐劳的一个，跟着孔博导鞍前马后的，看着他夸奖别人心里自然有气，就反唇相讥："子行三军，则谁与？"意思是，真要是去做课题写论文申请基金，你是指望那个二货呢还是指望我呢？

孔博导火了："反正不和你这种空手打虎，赤脚过河，死不悔改，情商超低的家伙一起去。"（暴虎冯河，死而无悔者，吾不与也！）

其实子路的话是有道理的，孔博导有啥事情都是子路、子贡和冉有在张罗，没见颜回干啥实际的事情。您老人家老夸奖颜回，用钱靠谁，打仗靠谁，做事又靠谁呢？孔博导为什么那么喜欢颜回呢？读读《史记·孔子世家》就知道了。

据记载，孔博导曾经和众弟子被困于陈蔡之间，饿得七荤八素，弟子也颇有怨言，眼见人心散了，队伍不好带啊，孔博导决定通过几个学生干部来统一一下思想。

古人谈话前喜欢先吟诗，孔博导先叫来老大子路，伤心地说："不是犀牛，不是老虎，流落旷野之上，匆匆忙忙。子路啊，你说为什么咱们这个课题做砸了呢？是不是我的学术水平不够啊？"

一般而言，导师提出这种问题绝非做自我批评，而是想听你替他辩解一下。但子路是个死心眼："是啊，老大，我觉得咱们这个课题理论依据就不足，在具体操作上也有很多问题，我觉得咱们应该好好反省一下。"（意者吾未仁邪？人之不我信也！意者吾未知邪？人之不我行也！）

孔博导被这笨徒弟气得半死，直接给大骂一顿轰出去了。老大不省心，又叫来另外一个骨干学生子贡，孔博导伤心地说："不是犀牛，不是老虎，流落旷野之上，匆匆忙忙。子贡啊，你说为什么咱们这个课题做砸了呢？是不是我的学术水平不够啊？"

子贡比子路聪明多了，他小心翼翼地说："老大啊，我觉得咱们的课题设计得绝对是完美无缺，而且这个课题意义绝对非同一般的大。但是呢，咱们的经费和实验室条件都很有限，根本达不到做这个课题的要求啊，要不咱们别太好高骛远，按照现在的条件尽量弄出个结果写篇文章结题得了。"（夫子之道至大也，故天下莫能容夫子，夫子盖少贬焉？）

孔博导被这笨徒弟气得半死，直接给小骂一顿轰出去了。最后叫来的是颜回，孔博导伤心地说："不是犀牛，不是老虎，流落旷野之上，匆匆忙忙。颜回啊，你说为什么咱们这个课题做砸了呢？是不是我的学术水平不够啊？"

颜回义正词严地说："老大啊，您怎么能这么想呢？咱们的课题设计得绝对是完美无缺，而且这个课题意义绝对非同一般的大。但是呢，咱们医院管理水平太差，完全没有一个好的学术氛围，你看别的课题组都在弄虚作假，坑蒙拐骗，只有我们是认认真真兢兢业业的。我们不该花的钱一点都不乱花，所以你看，科研处老卡我们，动物室也老捣乱，病理科做的病理一塌糊涂，细胞室给养的细胞乱七八糟。您这么优秀的课题做不出来，完全是医院的耻辱，是中国学术风气不正常的耻辱，而绝不是您的过错。"（夫子之道至大，故天下莫能容，虽然，夫子推而行之，不容然后见君子。道既已大修而不用，是有国之丑也！）

这下孔博导爽了："颜回，还是你看问题深远啊，等你以后当了博导，我帮你管理基金吧！"（有是哉颜氏之子，使尔多财，吾为尔宰！）事实上，我们公正地讲，子路和子贡是比较靠谱的做实际事情的人，他们都提出了能切实解决问题的方案。但问题是他们都不能领会老师真正的意图。

颜回讲的全是空话套话，但是，颜回深谙和导师相处的道理，是个老油条。你想，在这种环境下导师为啥找你谈话啊，难道他真的认为自己"吾道非耶"？

当然不是，他只是需要赶紧摆脱失败的阴影，让队伍稳定，人心凝聚起来。要达到这一目的，他必须要对这件事情有个交代。当然这个交代绝不能有损他作为导师的权威和形象。

所以他找学生代表谈话，表面请他们做自我批评，实际是希望学生能帮他开脱——自己帮自己开脱终究不够体面，最好是学生把话说出来，然后由学生去说服学生，最好大家统一认识。

子路和子贡说的都是实话，但这时候孔博导需要的偏偏不是实话，所以他们活该被骂，而睁眼说瞎话的颜回，则成了孔博导的贴心小棉袄。

看完以上几个故事，感觉孔老夫子真是萌萌哒超级可爱，虽然有点小心眼，但是在困境中始终乐观豁达，而且特别善于自我调节、自我鼓励、自我安慰，终生保持着良好的心态。难怪被人骂为丧家之犬也毫不生气。这其中，一直与他患难与共的徒弟们也起了重要作用，大家在困境中互相安慰、互相扶持，始终保持着革命的乐观主义精神。一句话，无论处境如何，孔夫子的心理一直很健康、很阳光。

反观屈原，就差多了。

说句不客气的话，屈原其实远不是一个成熟的或者说高水平的政治家。而他的性格特点，也很大程度上注定了其悲剧的命运。

与孔子主动离开鲁国不同，屈原是被贬黜出郢都的。孔子离开，是因为国君沉迷酒色、烂泥扶不上墙。而屈原被贬，表面上是被奸臣谗言陷害，其实主要是因为在政见上和楚怀王发生了分歧：楚怀王想和秦国结盟，而屈原坚决反对。

当然，以我们现在的观点来看，楚国和秦国结盟吃了大亏，但如果就此认定楚怀王和其他朝堂重臣都是糊涂虫或者卖国贼，恐怕也不太公平。毕竟事后诸葛亮还是容易做的。而且在当时的情况下，秦国国势强盛，楚怀王想与其结盟搞好关系也并非毫无道理。

作为一个优秀的政治家，应该摆正自己的位置和学会妥协。当自己和国君意见不一致的时候，聪明的做法是保留意见，恪尽职守，把分内的事情做好，以后徐徐图之，和国君死拧绝不是合适的选择。当国家的大政方针确定之后，为了保证政策的顺利实行，像屈原这种坚决的反对派被贬黜几乎是必然的事情。

孔子去职后，依然保持着积极进取的心态，他周游列国推销自己的主张，最后发现自己那套东西确实"天下莫能容"后，就回家著书立说教育弟子去了。历史上很多人，比如韩愈和苏轼，也都和孔子一样，虽然被贬，但依然在自己的职位上兢兢业业，认真做事。而屈原被贬后，貌似除了留下一大堆发牢骚的诗歌之外，没做什么值得称道的事情。

孔子虽然长期不得志，但是他是很谦虚的，对自己的同事也很宽容，除了骂白天睡觉的宰予"朽木不可雕也"之外，很少骂人。相反，他说"三人行必有我师焉"，把自己摆得很低，心态很好。而屈原就不同了，在他眼中，除了他之外这世上几乎就没好人了，你看他在《涉江》中说的："鸾鸟凤皇，日以远兮。燕雀乌鹊，巢堂坛兮。露申辛夷，死林薄兮。腥臊并御，芳不得薄兮。阴阳易位，时不当兮。怀信侘傺，忽乎吾将行兮！"合着就你是鸾鸟凤凰别人都是燕雀乌鹊？这一棍子打死全朝堂的人，你说这些人以后怎么和你共事？你嘴上骂痛快了，却同时把自己以后的路也全堵死了。

再说屈原的死，很多人说他是看到郢都陷落，内心绝望，所以自杀。其实这个说法也站不住脚。都城失陷并非亡国，楚国虽然大败，但形势远没有到绝望的地步。战国时期，大争之世，国力消长，战场胜败都是寻常之事。秦国函谷关也曾被割让，楚国的国都以前也不是没被人攻破过，后来不都又强大起来了？碰到严重挫折就寻死觅活，这不是一个合格的政治家应有的心理素质。

屈原虽然被贬，但好歹也是个贵族和官员，衣食无忧。政治上虽然不得志，但也没有被下狱、被灭族，仅仅是流放而已。在普通老百姓眼中，屈原其实算是相当幸福了。事实上，历史上很多被贬的官员，比如韩愈、苏东坡，在被贬期间也都保持着良好的心理状态，还为老百姓做了很多实事。像白居易那样整天惦记玩乐的，也顶多是一肚子牢骚，没有发展到自杀的地步。

　　仔细分析一下，屈原之所以自杀，很可能是因为他患有严重的抑郁症。

　　在很多中国人的心目中，抑郁症不是真正的疾病，很多人想当然地以为，得抑郁症的人只是生活中有事儿不顺心、想不开、钻牛角尖，好好开导一下，想通了就好了。还有人觉得患抑郁症的人太脆弱，不够坚强，甚至太过矫情！

　　事实不是这样的。抑郁症和感冒、肺炎、癌症一样，是不以患者的意志为转移的。抑郁症并不一定伴随人生的重大挫折而生，那些事业有成、生活富裕的人一样会得抑郁症。事实上，很多重度抑郁症患者，都是普通人眼中应该很幸福、很快乐的人，比如张国荣。

　　抑郁症的发病率，远比大部分人想象中要高得多，据世界卫生组织统计，全球抑郁症的发病率约为11%，全球约有3.4亿抑郁症患者。在美国，每年有超过3万人自杀，抑郁症被认为是促使人自杀的主要原因。约有20%的人曾经因重症抑郁而无法工作。

　　要想用简单的几句话和大家讲清楚抑郁症是怎么回事是很难的。人类的大脑，是一个复杂的网络，一旦这个网络因为某种原因被破坏，就会出现功能异常。抑郁症患者的大脑，就是由于某种原因出现了异常，这种异常表现为偏向于负性情绪和消极想法的网络活跃，而偏向于快乐情绪和积极想法的网络功能降低。这导致患者长时间的情绪低落。

　　这种问题绝不是靠自己的意志和他人的安慰能轻松解决的。

抑郁症如果不及时治疗，会导致极其严重的后果，比如自杀！

中国精神障碍分类与诊断标准（CCMD-3，2006 年）有关抑郁障碍的诊断标准主要有以下 9 条：（1）兴趣丧失、无愉快感；（2）精力减退或疲乏感；（3）精神运动性迟滞或激越；（4）自我评价过低、自责，或有内疚感；（5）联想困难或自觉思考能力下降；（6）反复出现想死的念头或有自杀、自伤行为；（7）睡眠障碍，如失眠、早醒，或睡眠过多；（8）食欲降低或体重明显减轻；（9）性欲减退。只要同时满足心境低落和以上任意 4 种症状，并且抑郁症发作持续两周以上，即可能被诊断为抑郁症。

屈原的作品里面，大都能看出作者那种极其抑郁悲伤的心理状态。《离骚》里的名句"长太息以掩涕兮，哀民生之多艰"，很多人以为屈原是哀叹黎民百姓的生活艰难。其实，联系上下文来看，我更倾向于他是在自哀自怨，是在感慨自己的命运。民就是人，哀民生之多艰，意思就是人的日子咋这么难过呢？屈原是在流泪痛哭，哀叹人生的艰难。

我们再看看屈原死前的精神状态：

屈原至于江滨，被发行吟泽畔，颜色憔悴，形容枯槁。渔父见而问之曰："子非三闾大夫欤？何故而至此？"屈原曰："举世皆浊而我独清，众人皆醉而我独醒，是以见放。"渔父曰："夫圣人者，不凝滞于物，而能与世推移。举世皆浊，何不随其流而扬其波？众人皆醉，何不哺其糟而歠其醨？何故怀瑾握瑜，而自令见放为？"
屈原曰："吾闻之，新沐者必弹冠，新浴者必振衣。人又谁能以身
之察察，受物之汶汶者乎？宁赴常流而葬乎江鱼腹中耳。又安能以
皓皓之白，而蒙世之温蠖乎？"乃作《怀沙》之赋。于是怀石，遂
自投汨罗以死。

我们可以看到，屈原此时的精神状态已经非常不正常，衣冠不
整，蓬头垢面，憔悴不堪，一个人在江边自言自语。而且他对社会
的认知有严重的偏差，也失去了适应这个社会的能力。说实在话，
无论楚国当时朝政如何不堪，也不至于全世界没有一个好人，举世
皆浊而你独清吧？屈原当时已经处在一个极度痛苦的状态，以至于
面对人生彻底失去了积极的态度。一般而言，只有严重的抑郁症患
者，才会出现这种状态。

《怀沙》全文较长，我们只看前面几句：

滔滔孟夏兮，草木莽莽。伤怀永哀兮，汨徂南土。眴兮杳杳，
孔静幽默。郁结纡轸兮，离愍而长鞠。抚情效志兮，冤屈而自抑。

仅从这几句中，作者那极度抑郁、极度痛苦的精神状态，已经
表露无遗。结尾处"知死不可让，原勿爱兮"，屈原更是在长吁短叹、
悲伤流泪之余，已经表现出了严重的自杀倾向，这直接导致了最后

的悲剧。

需要指出的是，抑郁症的临床表现非常复杂，绝不是非专业人员可以轻易自行判断的疾病。抑郁症患者并不一定食欲不振，完全可能表现为过食和肥胖。抑郁症也不一定表现为失眠，10%~15% 的抑郁症患者存在过度睡眠倾向。抑郁症患者也不一定寡言少语、行动迟缓，焦虑型抑郁症患者完全可能有正常甚至更快的语速，以及坐立不安的表现。抑郁症患者也不一定全部都自哀自怨，觉得一切都是自己不好，25% 的重症抑郁症患者同时还患有躁狂症，表现为持续反复的情绪高涨、夸夸其谈或易被激怒。一些抑郁症患者会有过分的自我评价或夸大（举世皆浊而我独清，众人皆醉而我独醒）。

所以，当你感到家人、朋友有精神的异常时，最稳妥的做法是带他去找专业的医生检查。

抑郁症的治疗办法主要有五种：精神疗法、电痉挛疗法、抗抑郁药物、情绪稳定剂锂制剂、抗惊厥剂。医生会根据患者的病情提出不同的治疗建议。

需要强调的是，药物治疗在抑郁症的治疗中占有非常重要的位置。很多患者和家长对药物治疗总是有抵触情绪，有些患者服药不久后觉得无效就自行停药。有一些患者在病情缓解后害怕长期服药有副作用而擅自停药。当然，还有一些患者，觉得抑郁症是一种不光彩的疾病，生怕别人知道，因而不愿意服药。这都是极其错误的。

抗抑郁药物从开始服药到确切效果的显现，一般需要一周到三周乃至更长的时间。

抗抑郁药物的服用要严格遵循一定的疗程——急性期、巩固期和维持期。很多患者因担心药物副作用在急性期停药，这时候虽然抑郁症症状消失了，但复发概率很高，只有经过系统的治疗才会尽可能降低复发风险。抗抑郁药停药时要遵循逐渐停药的原则，突然停药会引起停药反应，有些患者的病情会卷土重来，甚至更加严重。

新型抗抑郁药总体而言是很安全的，既不会上瘾，也未发现严重的长期副作用，不要太过忧虑。

总之一句话，抑郁症的诊断和治疗，一定要遵从专业医生的医嘱，切忌自作主张。需不需要吃药，需要吃什么药，需要吃多久，需不需要更换药物，需不需要停药，都要听医生的建议。

最后，再强调一遍：抑郁症是一种疾病，得病不是一件丢人的事情，而生病吃药更不是一件丢人的事情。如果屈大夫当年能有专业的心理医生治疗，能有现代的安全有效的药物，他或许就能从病魔中解脱出来，去做更多的事情。当然，那样的话，我们可能就看不到那些充满悲伤的诗篇，也没有端午节假期了。

武大郎与梅西

武大郎可谓是《水浒传》中极有特点也令人印象极其深刻的人物。《水浒传》讲的是梁山好汉聚义造反的故事，但是，中国老百姓能说全一百〇八条好汉名字的恐怕没几个，而不知道武大郎的几乎没有。除了几个首领级的人物，一百〇八条好汉里绝大部分人的知名度竟然都不如武大郎高。

武大郎和潘金莲，历史上确有其人，也确实家住清河县。但其他情况和《水浒传》里所写的相去甚远。真实历史中的武大郎，又名武直，明朝人，中年中进士，官拜七品，其妻潘金莲是名门淑媛。现在武直之墓尚存，是河北清河县旅游景点。根据挖掘到的尸骨来看，武大郎身高应该在170厘米以上，绝非侏儒。据说武大郎是因为得罪了小人（当然是文人），被丑化成了《水浒传》中的样子。

《水浒传》中武大郎的特点就三个字：矮、丑、穷，尤其是矮。书中写道："这武大郎，身不满五尺，面目丑陋，头脑可笑。清河县人见他生得短矮，起他一个诨名，叫作三寸丁谷树皮。"按说，武大郎本是个"懦弱依本分"之人，平时与世无争，靠卖炊饼为生，虽然免不得受人欺负，却也不至于不得善终。奈何矮、丑、穷的武大郎，偏偏因缘际会娶了个大美女潘金莲。潘金莲本是大户人家的使女，因为拒绝主人的性骚扰，被主人一怒之下强行嫁给武大郎作为惩罚和报复。这种情况下，两人的感情基础可想而知。后来潘金莲出轨、杀夫，成为千古淫妇典型，但武大郎明知道二人如此不般配还贪恋美色钱物捡这么一个便宜，又何尝不是自己给自己埋下了祸根呢。

看过《水浒传》的人都知道武大郎矮，但武大郎到底有多矮呢？书中说"不足五尺"。那么，这"五尺"，到底是多高呢？

要搞清这个问题，我们先得弄清楚作者是用的哪个年代的"尺"。中国的尺，在不同年代长度并不相同，从商周到明清，尺的长度在不断扩大。在商代，一尺合16.95厘米，成年男性身高是一丈左右，所以称为"丈夫"。周代至秦，一尺是23.1厘米，荀子在《劝学》中说"七尺之躯"，约160厘米，应该也是那个年代成年男性的标准身高。到了宋代，一尺相当于31.2厘米。

《水浒传》讲的是宋朝的故事，那么，这个尺是按照宋朝标准来的吗？答案是不可能。

如果按照宋朝的"尺"，武大郎的身高应该是157.5厘米，接近160厘米，即使放到现代，这个身高虽然偏低，但也绝对算不上太矮，不至于被歧视和嘲笑。

据《水浒传》记载：武松身高八尺，鲁智深八尺，蒋门神身长九尺。如果作者采用的是宋朝的"尺"，那么武松、鲁智深的身高是249.6厘米，而蒋门神更是高达280.8厘米。这是不可能的事情，要知道，赫赫有名的大个子姚明身高才226厘米，而吉尼斯世界纪录中全世界最高的人苏坦科森身高才246.5厘米。

综合分析，《水浒传》中的计量身高的"尺"，应该是周代至秦代的标准。我估摸着，可能是荀子的"七尺之躯"流传太广，以至于成了男子标准身高，小说家们想写高个子，就写八尺、九尺，想写矮个子，就五尺、六尺，省得费脑子了。

按照秦朝的"尺"来算，武松和鲁智深的身高是184.8厘米，蒋门神的身高是207.9厘米，属于大个子。而武大郎则不足115.5厘米，是标准的侏儒了。

武大郎身材矮小，与胞弟武松的身高相差巨大，但智力正常。他没有子女，生育功能可能有问题。综上分析，武大郎应该是生长激素缺乏导致的侏儒症患者。

生长激素是人的垂体前叶分泌的能促进身体生长的一种激素，生长激素对蛋白质的合成有促进作用，能刺激骨关节软骨和骨骺软骨生长，使躯体增高。一旦由于某种原因导致生长激素缺乏，人体生长就会停滞。人在幼年时，如果生长激素分泌不足，会导致生长发育迟缓，身体长得特别矮小，称"侏儒症"。反之，如果生长激素分泌过多，可引起全身各部位过度生长，致使身材异常高大，称

"巨人症"。成年后,人的骨骺已融合,长骨不再生长,此时如生长激素分泌过多,人的身高无法再增加,但肢端骨、面骨和软组织将明显增生,引起"肢端肥大症"。

侏儒症患者多自婴儿期起病,生长缓慢,身高大多不满130厘米,但大脑和智力发育正常。侏儒症患者的青春期常延迟出现,如同时促性腺激素缺乏,则一直保持性幼稚状态。

如果没有侏儒症,武大郎应该也是个和他弟弟一样高大魁梧的堂堂大丈夫。而现代足坛上一位天王巨星级的人物,如果不是得到及时的治疗,也可能成为武大郎那样的"三寸丁谷树皮"。

这个巨星的名字,叫作梅西。

梅西,2009~2011年蝉联世界足球先生,2008~2012年蝉联欧冠金靴奖。马拉多纳之后世界足坛独一无二的王者,世界球迷眼中神一般的存在。他的赫赫战绩和所获得的荣誉如此之多,以至于根本就难以罗列。

没有人能把梅西和武大郎的形象联系起来。但是,梅西还真就差一点点成为现代版的武大郎。

梅西出生在一个阿根廷的贫困家庭,和很多阿根廷孩子一样,他自幼喜欢足球。梅西很小的时候就展示出了惊人的足球天赋,被称作"小马拉多纳"。

然而,11岁那年,身高仅140厘米的梅西停止了生长。在阿根廷纽维尔老男孩俱乐部踢球的他虽然球技出众,但和同龄球员相比，他个子过于矮小。13 岁那年，梅西被阿根廷河床队看中，在入队体检时，他被诊断出侏儒症。

侏儒症并非无法治疗，早在 1920 年，人类就发现了生长激素与生长发育的关系，并试图从动物中提取生长激素治疗人的生长激素缺乏症，但不同物种的生长激素差异较大，其他动物的生长激素对人无效。1958 年，从刚死亡尸体的垂体中提取的人生长激素被用于临床，但来源的缺乏使得生长激素昂贵而短缺，无法大规模使用。后来，科学家们把生长激素的基因片段导入大肠杆菌中，利用大肠杆菌合成生长激素，才解决了生长激素的来源问题。1985 年，基因重组人生长激素经美国食品监督管理局批准用于临床，为广大患者带来了福音。

但即便如此，生长激素依然价格不菲，如果给梅西治疗的话，每月需要支出 900 美元，每年需要上万美元。梅西的家人出不起这笔钱，而纽维尔老男孩俱乐部和河床队都不愿意为一个 13 岁的孩子支付这笔巨大的费用。在这些俱乐部眼中，阿根廷的天才少年太多了，虽然梅西很出色，但不值得为他付出这么多。他们不知道，自己错过的不是一个天才，而是一个球王。

梅西的父亲后来回忆道："我记得，而且永远都不会忘记拿到诊断结果的那一天。当时天特别冷，我们在街上，梅西没有任何表情，非同一般的冷静，我知道他比任何人都清楚，家里没有任何能力让他治疗。"

而梅西已经没有太多时间了，侏儒症治疗得越早越好，随着年龄的增长，一旦他的骨骺线闭合，他将永远失去长高的机会，即使再给以生长激素也没用。

就在梅西和家人绝望的时候，他们碰到了梅西此生的贵人：球探图尔尼尼。图尔尼尼长期为巴塞罗那俱乐部在南美物色球员，他凭借一双慧眼发现了被阿根廷人错过的天才，并伸出了援手，成就了自己此生最大的功业。

图尔尼尼说服了巴塞罗那俱乐部让梅西试训，所有的教练都很喜欢他，但没有人敢于做决定。直到有一天，巴塞罗那体育主管雷克萨奇看到了梅西在训练和比赛中的表现，雷克萨奇惊为天人，立刻安排和梅西签约并为他治疗，他把自己的承诺写在一张餐巾纸上，交给了梅西。

2003 年，16 岁的梅西长到了 170 厘米。

2004 年，17 岁的梅西代表巴塞罗那俱乐部亮相西甲，踏上了征服世界之路。

数年后，差点成为武大郎的梅西雄霸足坛，傲视天下。

不知道当年拒绝他的纽维尔老男孩俱乐部和河床队做何感想？

直到今天，世界上依然有很多的侏儒症患者得不到有效的治疗。

没有生长激素，他们会变成武大郎。有了生长激素，他们或许就会成为梅西。

现代医学可以逆天改命，却奈何不了贫穷。

西门庆死于什么病?

　　凭借《水浒传》和《金瓶梅》两部名著，西门庆的名字在中国可谓家喻户晓。对于西门庆这个形象，很多男人的感受是比较复杂的：一方面，对其残暴歹毒的一面深恶痛绝；另一方面，又未免对其骄奢淫逸的生活暗自向往。

　　如果按照社会上流行的庸俗成功学判断，西门庆可谓是个非常成功的男人。论相貌，英俊潇洒；论收入，家财万贯；论能力，手眼通天；论女人，花团锦簇，群美环绕；论威风，一呼百应，小弟成群。

　　西门庆的成功学并不新鲜，无非就是亦官亦商、巧取豪夺。以权力攫取金钱，再以金钱巩固和扩大权力，实现"良性循环"。这种无底线的"成功学"，几千年来在中国长盛不衰，至今依然为许多人所热衷。

　　但问题是，西门庆的这种为权为钱为女人不择手段的成功学，是以完全泯灭自己的人性作为代价的。人其实是人性和兽性的复合体，人性让我们对妻子有爱，对父母有孝，对朋友有义，而兽性则只有赤裸裸的掠夺和占有。如果把人类社会看成一个兽群，西门庆的所作所为无不带有兽群中最优秀雄兽的特征：聚敛钱财代表其雄兽的能力，攫取官位代表其雄兽的地位，而占有女人则是雄性的荣耀。

但是，这种失去人性的成功无异于和魔鬼做交易，其代价也是高昂的。西门庆荒淫生活的背后是精神的极度空虚与颓废。《金瓶梅》中的西门庆完全就是一个被性欲控制的禽兽，其日常生活的主题就是寻找女人、征服女人、玩弄女人。整部《金瓶梅》中有大量的性虐待描写，30多岁的西门庆就已经需要靠变态性行为来给自己空虚颓废的精神世界寻求刺激了。可以想象，如果西门庆不死，随着时间的推移，他心理的这种扭曲和变态会越发严重直至彻底疯狂。

关于西门庆的死，《水浒传》和《金瓶梅》的记载完全不同：在《水浒传》中，西门庆死于武松刀下；而在《金瓶梅》中西门庆则是死于和潘金莲的一次做爱，算是"牡丹花下死，做鬼也风流"了。但风流则已，这种死法实在是一点也不轻松潇洒，相反，这种死法让西门庆死前受尽折磨。

那么，一场性生活如何害死了西门庆呢？我们先来看一下《金瓶梅》第七十九回的记载。

西门庆发病于正月初二，死于正月二十一，整个病程持续19天。

发病那天，西门庆先是到情妇家里厮混一番，喝了不少酒，回到家后醉卧在床。欲火旺盛的潘金莲为了满足自己的欲望，强行给西门庆服下过量春药。不仅如此，她还以白绫扎在西门庆阴茎根部，以这种方法阻断阴茎静脉血液回流，促进阴茎勃起。

待西门庆勃起后，潘金莲以极其暴烈的女上体位进行了长时间的性交，估计最后以同样暴烈的方式帮其自慰和口交。西门庆在醉酒状态下，痛觉相对迟钝，自我保护能力比较差，这种暴烈的性交方式非常容易造成男性生殖器和尿道的损伤。

书中写道："那管中之精猛然一股冒将出来，犹水银之淀筒中相似，忙用口接咽不及，只顾流将出来。初时还是精液，往后尽是血水出来，再无个收救。西门庆已昏迷去，四肢不收。妇人也慌了，急取红枣与他吃下去。精尽继之以血，血尽出其冷气而已。良久方止。妇人慌做一团，便搂着西门庆问道：'我的哥哥，你心里觉怎么的！'西门庆亦苏醒了一回，方言：'我头目森森然，莫知所以。'"

从记录来看，西门庆是在恰到高潮、阴茎硬度最高时，出现了严重的白膜撕裂和尿道断裂。

阴茎是由两根阴茎海绵体和一根尿道海绵体组合而成，尿道贯穿于尿道海绵体之中，内接膀胱，外达阴茎头。阴茎海绵体里面有丰富的血管窦，外面被坚韧的白膜所包绕。阴茎勃起的过程，其实就是海绵体大量充血的过程。

当阴茎勃起时，白膜会变薄，厚度低于 1 毫米。由于海绵体充血扩张，使包绕阴茎海绵体的白膜处于高度紧张状态。如果这时阴茎受到强烈的外力作用，使阴茎的根部与头部向中间形成一股较大的折压力，就可导致白膜的破裂。当暴力非常严重时，甚至可以引起尿道断裂。而尿道断裂的重要表现之一，就是尿道出血。

西门庆的昏迷，一方面和白膜撕裂以及尿道断裂造成的剧烈疼痛有关，另一方面也和醉酒导致的中枢抑制以及出血有关。

白膜撕裂和尿道断裂后，由于大量血液和尿液进入阴囊和周围组织间隙，会导致阴囊和周围组织严重肿胀疼痛，并出现尿疼、尿中带血和排尿困难等症状。随着病情进一步发展，周围组织会继发出现严重感染，导致肿胀和疼痛不断加重，当肿胀极其严重时，可出现张力性水疱。西门庆所处的年代，没有抗生素，也没有现代的外科手术技术，这种感染难以控制，会不断进展，导致不断加重的持续而剧烈的疼痛，同时出现发热、精神萎靡、食欲不振等症状。随着病情进一步发展，会逐渐进展为严重的脓毒血症，导致包括呼吸衰竭在内的多脏器衰竭，最终导致患者死亡。

而西门庆此后的病情发展，与之完全符合。

书中记载："西门庆只望一两日好些出来，谁知过了一夜，到次日，内边虚阳肿胀，不便处发出红瘰来，连肾囊都肿得明滴溜如茄子大。但溺尿，尿管中犹如刀子犁的一般。溺一遭，疼一遭。"

这是阴囊和周围组织严重肿胀，出现了尿疼、尿中带血和排尿困难的症状。

书中写道："伯爵道：'我见你面容发红色，只怕是火。教人看来不曾？'"

这应该是出现了发热症状。

再往后："下边肾囊越发肿痛，溺尿甚难。"

肿胀和疼痛不断加重，这是尿液外渗和局部血肿继发感染的表现。

再往后："遍身疼痛，叫了一夜。到五更时分，那不便处肾囊胀破了，流了一摊鲜血，龟头上又生出疳疮来，流黄水不止。"

这是局部感染加重，导致剧烈疼痛，严重的肿胀导致阴囊皮肤破损和龟头张力性水疱。

再往后："到正月二十一日，五更时分，相火烧身，变出风来，声若牛吼一般，喘息了半夜。挨到巳牌时分，呜呼哀哉，断气身亡。"

这是严重全身感染，脓毒血症和感染性休克导致急性呼吸窘迫综合征。病情发展到终末期，患者最终死亡。

一生淫荡的西门庆，最后死于性生活过度暴烈引起的阴茎和尿道断裂，死前受尽折磨，也算是冥冥中自有天意吧。

可笑的是，西门庆临死前念念不忘全家厮守一处，他含泪交代月娘，"你姊妹好好待着，一处居住，休要失散了，惹人笑话""一妻四妾携带着住，彼此光辉光辉，我死在九泉之下口眼皆闭"。

岂不知，西门庆一生是按兽性原则行事，他身边的人又岂能例外。西门庆把自己变成了兽群之王的同时，也令自己周围的人都学会和适应了兽类社会的法则。除了原配吴月娘之外，无论妻妾还是亲朋好友，又有哪个对他真的忠心？

他身后，也只能是"食尽鸟投林，落了片白茫茫大地真干净"。

从缠足到高跟鞋——女性的自虐史

不久前，和一个知性美女聊天，无意中谈到了缠足的话题，这位女性立刻一副苦大仇深的表情，说缠足是历史上男性对女性的野蛮压迫。

我看了看她纤细的高跟鞋，忍不住问："缠足是男性对女性的野蛮压迫，那高跟鞋算啥？"她理直气壮地说："这是美！两码事！"

好吧，原谅我脑子比较笨，我实在搞不懂为什么摧残女性双脚的缠足是一种野蛮的压迫，而同样摧残女性双脚的高跟鞋却是一种女性趋之若鹜的美。虽然我也觉得灰姑娘穿上水晶鞋的造型确实很好看，但一想到被强行挤在水晶鞋里的那双脚所受的摧残，我就忍不住心疼美丽善良的灰姑娘。

缠足在中国的起源众说纷纭。有人说缠足起源于商朝的妲己。妲己是狐狸精，变成美女去媚惑纣王，但是她变化得不完全，双足变得太小，不得不缠起来掩饰，结果被竞相效仿。这种说法当然只能视为传说了。

还有人说缠足起源于南唐李后主的嫔妃窅娘，窅娘美丽多才，能歌善舞，深受宠幸。为了讨好李后主，她把双足缠小，以使自己能在六尺高的金莲上跳舞，舞姿曼妙，美丽动人，故被宫女竞相效仿，进而传入民间。

这些传说，只能姑妄听之。缠足真正的起源已经无法考证，但目前公认的是：缠足的风俗兴于北宋时期，但直到南宋，缠足并不普及，主要集中在上层社会。而南方的缠足风俗，则是从北方传入的，时间大约是宋室南迁的时候。

元代的缠足之风又有所发展，统治中国的蒙古人并不缠足，但是不反对汉族的缠足风俗。有一种说法是，汉族女性选择缠足是通过自残的方式避免被蒙古人占有。这种说法并非完全没有道理。我个人认为，这一时期汉族缠足的风俗之所以大大流行，某种程度上是汉族女性将其视为自我身份确认和识别的一种方式。这种方式在很多民族里都能见到，比如犹太人的割礼，比如某些民族的饮食禁忌。

到了明朝，缠足风俗达到极盛。汉族女性几乎无人不缠足，缠足已经成为女性美的一种重要标志。满清入关后，为了从精神上让汉族彻底屈服，颁布了两条法令：一条命令是让汉族男人剃发，一条命令是禁止汉族女性缠足。前者通过血腥的手段得到了不折不扣的执行推广，后者却遭到强烈的抵制，最终被迫取消。这种情况被称为"男降女不降"。到后来，不仅汉族女性，连满族女性都慢慢学着缠足了。

缠足是对双脚极其严重的摧残。把一双健康的天足强行弄成畸形扭曲的三寸金莲，其间女性要承受极大的痛苦。有人说"小脚一双，眼泪三缸"，一点都不夸张。

要"制造"一双符合那个年代审美标准的纤瘦的"三寸金莲"，需要将脚弄短和弄瘦。弄短的办法是强行将脚掌的骨头拗断，使得足跟和足趾贴在一起。而弄瘦的办法是将外侧的四根脚趾强行向内拗断，翻到脚掌下。本来外侧四根脚趾的背面，被压在足底，直接接触鞋底。

为了达到这一目的，有些家长甚至会采取极其野蛮的做法，包括用木棍捶打双足，人为制造骨折，还有的将尖利的瓷片缠在足底令女孩走路，制造足部的感染和组织坏死。其残忍暴虐，令人不寒而栗。

这一切暴行的理由，就是美。很多人将缠足视为男权社会里男性约束女性活动，确保男人统治地位的一种方式。这自有其道理。但对于当事人而言，无论男女，他们都没有这么高的政治觉悟。他们这么做的唯一原因，就是"美"。在明清时期，小脚是女性美的重要标准之一。拥有一双"美丽"的小脚，能给自己的人生大大加分。

与很多人想象的相反，缠足很大程度上是爱美女性的自愿选择。在民国时期，很多家长已经不再强迫孩子缠足了，但是很多女孩子觉得天足难看，非要父母给自己缠足，甚至自己给自己缠足。

中国妇女的双足解放运动进行得异常艰难，清朝末年，康有为等就发起天足运动，呼吁禁止缠足，但直到新中国成立后，缠足习俗仍未完全禁绝。据老辈人说，新中国政府为了禁止缠足采取了种种强硬措施，包括让缠足孩子的家长举着裹脚布游街等，才最终彻底在中国的土地上禁止了这一毒害女性千年的恶习。

然而，中国女性很快又以"美"的名义找到了虐待自己双足的新办法，就是号称"洋缠足"的高跟鞋。

其实，高跟鞋不是西方的专利，在中国古已有之。古代中国女性穿高跟鞋，是对缠足不达标的双足的补救方式，通过抬高足跟的方式，制造一种足部长度被缩短的视觉效果。

至于欧洲高跟鞋的起源，也有多种说法。有人认为高跟鞋最初是欧洲的骑士们为了登马镫方便。我觉得这种观点比较靠谱，因为在古时欧洲，高跟鞋并不是女性的专利，在上层社会的男性中也非常流行。

从医学的观点看，其实高跟鞋和缠足有相似之处，而最流行的尖头窄底的高跟鞋，更是对双足的一种野蛮摧残。

穿高跟鞋站立时，本来和脚掌宽度差不多的五根脚趾，被强行挤向鞋尖的狭小空间，结果导致足趾和关节被挤压变形。长此以往，大脚趾将会出现严重拇外翻，而其余各足趾也会出现锤状趾畸形，此外还会导致拇囊炎、鸡眼等。

正常站立时，人的重量被分成两部分，分别由足后方和前方承担。穿高跟鞋时，足跟离地，大部分的重量被迫由足前方的跖骨负担。跖趾关节极度向背侧屈曲，导致跖筋膜被长期牵拉。长此以往，足弓结构被破坏，形成平底足。

长期穿高跟鞋还会导致跟腱挛缩。孕妇穿高跟鞋时，由于腰部前凸、骨盆前倾，会增加腹压，增加流产危险。

说了这么多，我知道依然无法打消爱美的女性穿高跟鞋的强烈愿望，一如当初如此多的女性宁可忍受巨大痛苦也要缠足。

说起来，"美"这个字真不知道害了多少人，而女性为了美，不知道能做出多少疯狂的事情来。

药物为什么那么贵？

2012年，欧盟批准了一种新药——Glybera。

说起来，Glybera应该算是一种真正意义上的"转基因"药物。

转基因技术其实已经得到了很广泛的应用：把抗虫基因转移给棉花，获得不怕棉铃虫的棉花品种；将人表达胰岛素的基因转入大肠杆菌或者酵母菌里，让这些细菌帮人类合成胰岛素。但Glybera是一种革命性的突破：把目标基因片段转移给需要治疗的患者，以根本性地治愈患者的基因缺陷。

Glybera用于治疗脂蛋白酯酶缺乏症（LPLD），LPLD也叫家族性高乳糜微粒血症，是一种先天性遗传病，这种患者体内缺乏能够合成脂蛋白酯酶的基因，引起严重代谢障碍，患者无法进食正常食物，而且会反复发作胰腺炎。

Glybera其实是携带功能性LPL基因拷贝的腺病毒，通过注射，将患者缺失的功能性LPL基因转移到患者骨骼肌内，"修复"患者的基因缺陷，恢复患者正常的机能。为期六年的随访证明，这种修复是长期的而不是短暂的。这种基因治疗模式是对传统药物的一次颠覆性革命。

要知道，很多疾病，包括多种常见慢性疾病如高血压、糖尿病等都与基因有关，如果我们能够直接修复基因缺陷，那就可以一劳永逸地摆脱这些疾病，而无须长期用药。这种前景虽然还很遥远，但 Glybera 的成功研制至少让我们看到了希望。

Glybera 同时创造了药物价格的纪录，是目前为止全世界最贵的药物。该药每支 5.3 万欧元，一个体重 62.5 公斤的患者需要进行 21 次注射，总费用 110 万欧元，相当于 800 多万元人民币。

为什么这种药物那么贵呢？

Glybera 的研发历经 20 多年时间，经历了无数的波折与挫败。最早研发该药的 Amsterdam Molecular 制药公司没能熬到该药上市，因为严重的资金困难，该公司连同他们已经十月怀胎的宝贝 Glybera，于 2012 年 4 月被 UniQure 公司收购。仅仅七个月后，Glybera 就得到了欧盟的批准。20 多年的心血，就这样为别人做了嫁衣。

UniQure 捡了大便宜的同时，却也不得不面对一个现实的问题：药物的市场需求量太小。LPLD 的发病率很低，每一百万人中有一到两人会发病，整个欧洲适合使用该药物的很底，只有 150~200 人。巨额的研发成本加生产成本摊到这寥寥无几的患者身上，Glybera 自然就成了天价药物。

中国民众对于 Glybera 的天价可能无感，但是对于一些专利保护期内药物的高价格，中国民众却有所感受。

2013 年 11 月，一名叫陆勇的白血病患者因涉嫌贩卖"假药"被民警带走，消息被媒体披露后，一下引爆了中国舆论。

案件涉及的药物学名叫甲磺酸伊马替尼片，中文名称为格列卫，是瑞士诺华公司研发的一种化疗药物，用于治疗费城染色体阳性的慢性髓性白血病，已经不能切除或发生转移的恶性胃肠道间质肿瘤的成人患者。

在 2013 年以前，由于格列卫处于专利保护期内，中国药企无法仿制，市场被瑞士诺华公司垄断。格列卫疗效极佳，堪称救命药物，但价格高昂，每盒售价高达两万余元。对中国这样的发展中国家而言，这是绝对的天价。更要命的是，格列卫需要终身服用。

在这种情况下，陆勇选择了从印度采购廉价的仿制格列卫，印度产的仿制格列卫最低只有 200 元一盒，为国内价格的 1%。陆勇不仅购买自用的药物，还帮助上千名病友购买这种药。但这种仿制药品并未获得国内药监部门的审批，属于"假药"。事实上，由于中国加入了相关的保护知识产权国际公约，印度这种仿制的药物，在中国根本不可能有被批准的机会。

陆勇代购仿制格列卫案，"情"与"法"的尖锐对立将法律逼到了一个非常尴尬的境地，在药企的合法权益与患者的生存权益之间究竟如何取舍和平衡，成为一个极难抉择的伦理困境。

很多人不明白，为什么这种药卖得那么贵？为什么印度的仿制药就那么便宜？

在很多人的心目中，药物的成本，就是生产线上合成化合物的成本，但事实绝非如此。药物的成本，更大程度上是研发的成本，获得第二粒上市药物的成本可能仅仅几美分，但获得第一粒上市药物的成本可能是几十亿。

以诺华为例，1997~2011年，诺华公司投入药物研发的费用高达836亿美元，而同期诺华开发成功了多少药物呢？答案是21种。算下来，平均每种药物的研发费用约40亿美元。

而诺华的单品种药物平均研发费用还不是最高的，最高的是阿斯利康公司，1997~2011年，阿斯利康公司共计投入研发费用590亿美元，而研发成功的药物仅有5种，平均每种药物花费118亿美元。

开发药物是一项风险极大的投资，由于人体的特殊性，研发过程充满了不确定性。花费巨资研发的药物，好不容易通过了早期临床实验却倒在最后一关的比比皆是。仅以艾滋病疫苗为例，几十年来，多少大型制药企业投入了无数的金山银山，到目前为止依然无一例成功。而这些失败药物的研发成本，最终必然要通过那概率不比中彩票高多少的成功的药物补偿回来。

药物获得批准上市后，还面临专利保护期的问题。开发一种药物很难，而仿制却简单得多。一旦专利到期被大量仿制，原研发企业的利润就会大大降低。专利保护期一般是20年，但是，这

20 年要从药物获得专利开始算起。而药物从获得专利到艰难地通过临床实验获得上市批准，往往要几年甚至十几年的时间，所以一种新药上市之后的专利保护期实际只有 6~10 年，通常也就是六七年。几十亿美元的投入换来几年的专利保护期，专利保护期间这药物不贵才见鬼了。

除了专利限制外，还有一个影响药价的因素是目标人群数量。目标人群越大，意味着市场越大，药价适度低一些，企业也能获益，Glybera 这样全欧洲就一两百个消费者的药物，那就必然是天价了。而白血病和胃肠道肿瘤也并非常见病、多发病，格列卫的价格，自然也就降不下来。

印度保护药物专利方面的表现其实是很流氓的，它采取强制授权的办法，无视药物研发企业的利益，强行批准国内企业生产。这确实大大降低了药物的价格，但这种做法本身也是利弊难知的七伤拳。

其实中国有相似的例子，那就是软件的盗版。虽然中国没有明着批准盗版，但由于缺乏有效监管，盗版软件在中国曾经极度泛滥，这是众所周知的事情。一方面，物美价廉的盗版软件让中国消费者省了不少银子；但是另一方面，盗版业彻底摧毁了中国一大批本来很有前途的软件企业，使得本来具备极佳的发展机遇的中国，在这个行业上输给了印度。

陆勇案在引起国人高度关注的同时，也让中国司法机关左右为难，一度陷入法理与情理难以两全的境地。最终，2014年11月，最高人民法院与最高人民检察院联合发布了《关于办理危害药品安全刑事案件适用法律若干问题的解释》，其中新增的第11条规定：销售少量根据民间传统配方私自加工的药品，或者销售少量未经批准进口的国外、境外药品，没有造成伤害他人的后果或者延误诊治，情节轻微、危害不大的，不认为是犯罪。

2015年1月30日，检察机关撤回了对陆勇的起诉，法院也对"撤回起诉"做出裁定。抗癌药"代购第一人"终究没有成为因此被判刑的第一人。

2013年，格列卫专利到期，早已经虎视眈眈的中国药企立即生产出了价格低廉的国产药物，很多省市也将格列卫列入医保目录，大大降低了患者的负担。

至此，格列卫案件总算有了一个还算美好的结局。

但是，此后发生的一件事情，令人对这个美好的结局略感不安。

2014年，埃博拉疫情在非洲暴发。2014年3月，几内亚卫生部门向世界卫生组织首次报告埃博拉疫情，此时的埃博拉已经传播到了几内亚首都科纳克里。由于未能及时采取有效措施，疫情在短时间内呈爆发式蔓延，局面急速恶化。埃博拉很快传播到临近几内亚的塞拉利昂和利比里亚，此后又在短短几个月内传到美国、西班牙、马里、尼日利亚、塞内加尔、印度等地，造成世界性恐慌。

2014年9月中旬，联合国安理会为此召开紧急会议，认定这次疫情"对国际和平与安全构成了威胁"。世界各国包括中国在内，向非洲支援大批医用物资，并派出大量医务人员支援非洲，竭尽全力迎战埃博拉疫情。这么做并非完全出于无私和高尚的目的，所有国家都清楚，如果不能在非洲消灭它，那么就可能被迫在本土迎战它。

到 2014 年年底，疫情终于得到控制，但人类已经付出了惨重的代价。根据世界卫生组织的统计数字，截至 2014 年 12 月 14 日，全球范围内已有超过 1.8 万例感染者，近 7000 人死亡。因为疫情影响了农业生产和贸易，西非疫区国家将有 100 万人面临饥荒威胁。

2014 年 8 月 5 日，《科学》杂志收到了一篇由来自 4 个国家的 50 名研究者完成的关于此次埃博拉疫情来源和传播模式的论文。8 月 21 日，该论文被接收。8 月 29 日，论文发表。

遗憾的是，到论文发表之时，论文作者中的五人已经不在人世，他们均在抗击埃博拉病毒的战斗中不幸牺牲。五名死者均为塞拉利昂凯内马医院的医护人员，其中包括塞拉利昂对抗埃博拉病毒疫情的首席领导医生舍克·汗。

2014 年 7 月 29 日，年仅 39 岁的舍克·汗因感染埃博拉病毒逝世。舍克·汗曾亲自救治了一百余名埃博拉病毒感染者，在他逝世之前，已经有数十名当地医疗工作者牺牲。

面对如此可怕的瘟疫，人们忍不住要问：埃博拉自从第一次暴发到现在已经过去半个世纪，为什么既没有有效的疫苗，也没有有

效的治疗药物？要知道，即使艾滋病这样的世纪瘟疫，现在的鸡尾
酒疗法也已经能让患者长期存活了啊。

真的没有有效药物吗？

埃博拉疫情暴发后，有两名美国人在非洲被感染，美国政府出
动专机将患者运回国内治疗，两名患者全部痊愈。治疗两名患者的
关键药物，是一种处于试验阶段的药物 ZMapp。ZMapp 来自感染
埃博拉病毒的实验动物体内产生的抗体，由三种单克隆抗体混合制
成。科学家把动物生成这种抗体的基因转移到烟草中，由烟草大量
合成这些抗体。2014 年 8 月 29 日《自然》杂志发表的结果显示，
美国马普生物制药公司与美国国家卫生研究院、美国军方和加拿大
公共卫生局共同在猴子身上做药物试验，治愈了全部 18 只感染埃
博拉病毒的猴子。药物疗效达到百分之百。

有意思的是，在这两名美国患者痊愈后，制药公司宣布药物已
经用完，这相当于拒绝了向其他国家患者提供药物。可是，药物不
多不少恰好够美国患者使用，这未免也太巧了。

埃博拉病毒的疫苗研发几十年来也一直进展缓慢。埃博拉病毒
并非艾滋病病毒那样极易变异难以制造疫苗的病毒，之所以多年未
取得进展，很大程度上是因为几乎全世界的药品研发机构对此都缺
乏兴趣。

面对这样一个庞大的市场，为什么药品企业竟然缺乏兴趣呢？

很简单，因为埃博拉病毒流行的地区全部是穷国，这些国家注

定无法负担埃博拉病毒疫苗和药物的费用。就算药品企业研发出疫苗和药物，也纯属自找麻烦。

如果企业高价销售，那必然面临铺天盖地的指责，将自己置于要钱不要命的伦理困境。而如果放弃专利或者廉价甚至免费提供，那企业别说盈利，巨大的研发成本都难以收回。至于ZMapp，它的研发有军方背景，原因你懂的。

1997年，南非政府就《药品及相关产品管理法案》通过一项修正案，授权政府在没有获得专利所有者允许的情况下，生产其拥有专利权的药品，并允许进口没有专利所有者颁发的生产许可证的药品。

南非政府此举实属迫不得已，南非每十个人中就有一个艾滋病感染者，艾滋病治疗药物已经成为南非政府和患者的一项难以承担的巨大负担。通过这种办法，南非可以获取廉价的艾滋病治疗药物。

这一无视药企专利权的决定一下犯了众怒，众多药厂指责修正案使政府不受限制地凌驾于药品专利权法之上，全球39家药品企业向法院提出了起诉，控告南非政府。

然而，令这39家药企始料未及的是，明明占据法律优势的他们，却遭到了舆论一边倒的抨击，"违法"的南非政府却得到了国内外的广泛支持。法庭开庭后，包括医生无国界组织、艾滋病组织在内的非政府组织展开了声势浩大的声援南非政府的活动。

这些跨国制药商不断受到种种指责和谩骂，被称为赤裸裸的资本主义。更严重的是，他们还被指责为把商业利益放在无数人的生命之上，因为发展中国家的上千万甚至更多的艾滋病患者会因为购买不起昂贵的药品而失去治疗的机会。

在南非，当此案开庭时，这些药商代表下榻的地方总有许多的示威者静坐抗议。在诉讼期间，医药公司不断出面否认这些指责，并表示愿意低价为发展中国家提供药物，但仍然是徒劳的。

最终，2001年，39家药企在开庭前宣布与南非政府达成和解，放弃诉讼请求，并承担诉讼费用。消息传出，南非全国一片欢腾。

谁能说，南非的胜利与埃博拉疫苗的难产，二者之间没有关联呢？

世事总难两全，在最大限度降低患者负担和最大限度保护企业知识产权之间，我们总要寻求一个平衡。但是，大家千万记住：只有企业的利益得到足够的保护，我们才能不断获得新的有效药物。无视企业的利益，就是无视我们的未来。

注射器、针头与艾滋病

当初读大学时，每次期末考试都免不了熬夜突击好几天，考完后整个人憔悴得不行。某次考完试后，大家精疲力竭地躺在床上恢复精力，我们的学长感慨道："如果记忆可以遗传多好啊，这样我把书本背熟了，将来儿子就不用背了。"

然后，我们宿舍七嘴八舌地开了一个学术讨论会，探讨了一番记忆遗传的理论问题，最后的结论是完全不可能。别的不说，首先大脑存储量就有问题，无论人的大脑容量多大，如果人的记忆和技能一代代传下来，总有不够用的一天。

但是，我们同时也认为，虽然记忆无法整体遗传，但人类祖先在长期进化过程中形成的某些对于生死存亡至关重要的经验，却可能通过某种方式遗传下来，成为人天生的本能。人类对某些动物，比如，对蛇蝎和癞蛤蟆的恐惧与厌恶，似乎并非来自后天经验，而是一种本能。对这些危险动物的恐惧和厌恶，对人类尤其儿童无疑有很强的保护作用。

与此类似的，是人类对锋利物品的恐惧。小时候生病打针，每次赤脚医生拿着注射器将针头瞄准我的屁股，虽然咬着牙做出一副勇敢的样子，但内心的恐惧真的难以形容。那种恐惧并非完全是畏惧疼痛，某种程度上是一种本能的反应。也许这也是人类千万年进化过程中刻入基因的一种自我保护机制吧。在我们祖先生存的环境中，锋利物品是极其危险的，所以当面临被锋利物品刺中的危险时，正确的反应无疑是全力躲开。久而久之，这种经验成为人类的本能。一个孩子面对注射器针头时感到极度的恐惧并全力躲避，其实是一种正常的本能反应。

科技的发展改变了很多事情，我们祖先千万年来刻在 DNA 中的经验有些也不再适用。医务人员手中锋利的注射器针头，已经成为现代医学挽救生命、维护健康不可或缺的基本工具。

最早的注射器的雏形，出现在 9 世纪的伊拉克地区，是眼科医生在做手术时采取的一种抽吸装置，不过这种装置当时的作用不是把东西打进去，而是把东西吸出来。

利用推力将药液注入人体的注射器设想，根据记载是 15 世纪意大利人卡内蒂尔最先提出来的。但限于当时的技术手段，这种设计无法实现。

注射器有应用的记载出现在 17 世纪 50 年代，那时候医生正在摸索输血问题，他们用动物的膀胱作为容器，以尖锐的木管或者羽毛管做针头，尝试对患者进行输血。1657 年，英国人博伊尔和雷恩第一次利用这种装置进行了人体输血实验。以当时装置的粗糙程度，这种尝试的结果我们可想而知。面对奇高的死亡率，法国政府于1670年禁止了输血，这种尝试也告一段落。

19世纪，随着制药业的发展，为了将药物快速安全地送入体内，医生尝试了各种办法。1844年，爱尔兰医生弗朗西斯·瑞德发明了一种中空的针，也就是现在我们所用的注射针头。1853年，法国医生查尔斯·普拉沃兹将一根容量1毫升的银管与针头连接到一起，并在银管内加了一根驱动螺栓，制成了一个真正的现代医学意义上的注射器。

几乎与此同时，苏格兰人亚历山大·伍德发明了皮下注射疗法，将吗啡通过注射给药治疗睡眠障碍，不再像以往一样通过切割皮肤给药，大大缓解了患者的痛苦。

遗憾的是，由于这种注射器无法精确控制剂量，亚历山大·伍德的妻子在一次接受吗啡注射后死亡。痛定思痛的亚历山大·伍德对注射器做了进一步改进，在针筒上标注了刻度，并改用更细的针头，大大推广了注射器的使用。

随着玻璃工业的发展，英国人弗格森第一个使用了由玻璃管和金属并用制成的注射器。1869年，法国人吕易尔制造出第一个全玻璃的注射器。由于煮沸消毒的方便，大大降低了注射时发生感染的危险性。

1956年，新西兰医生科林·默多克发明了一次性的塑料注射器。塑料注射器除了具有玻璃注射器原有的优点外，更有不易损坏、保存方便、价格低廉的优势。由于其系一次性使用，在安全性上更是有巨大的优势，现在已经在全世界广泛应用。

注射器的发明是医学的一大进步，可以说，现在的医疗行业离开注射器已经完全无法运转。但是，凡事有利必有弊，注射器在大大推动现代医学进步、造福万千患者的同时，也制造了巨大的麻烦，其中最大的问题，就是为疾病的传播提供了全新而高效的途径。

在注射器广泛应用之前，传染病经由直接的体液接触传播并不容易。而在注射器大面积临床使用后，情况一下变得严峻起来。

典型的病例是艾滋病和乙肝，相对于经由呼吸道传播的天花鼠疫和经由消化道传播的霍乱、疟疾等疾病，乙肝和艾滋病的传播途径其实非常单一：经由体液接触传播。

体液包括精液、阴道的液体、乳汁、血液、淋巴液、脑脊髓的液体、肺腔的液体、腹膜的液体、关节的液体、羊水等，只要体液中含有乙肝或者艾滋病病毒，就具有传染性。健康人如果皮肤或者黏膜有伤口，伤口又恰好接触了携带病毒的感染者体液，而体液中的病毒还没有失去活性，就有可能被传染。具体而言，其主要传播途径就是：性接触传播、血液传播，以及母婴垂直传播。

在一次性注射器大规模推广前，一个注射器针头会给不同患者反复使用，如果重复使用的注射器和针头消毒不彻底或不消毒，就很容易造成某些疾病的大面积传播。即使在现在，吸毒者共用注射器，依然是艾滋病传播的一个重要途径。

事实上，艾滋病这种传播途径极其单一的疾病之所以能走出非洲成为世界性的流行病，注射器和针头的大面积使用起了极其重要的推动作用。

艾滋病病毒分为两种，HIV-1 和 HIV-2，其中 HIV-1 的 M 组是全世界的主要流行株。根据基因分析和计算机计算，这株病毒最早感染人类的时间，大概是 1908 年。

在 1908 年左右，中非某个地方，人类和某个感染艾滋病的黑猩猩发生了一次体液传播。具体的传播方式我们不得而知，也许是一个猎人杀死了一只感染的黑猩猩，同时自己受了伤并被黑猩猩的血液污染了伤口。也许是一只刚刚因为艾滋病濒死的黑猩猩被人类屠宰，体液污染到了屠夫身上的伤口。甚至有可能某个性饥渴的人和黑猩猩进行了一次性接触。但无论如何，一直在黑猩猩中传播的艾滋病病毒，第一次感染了人类。

艾滋病感染后的潜伏期平均为 8~10 年，最多可达 20 年。因此这位感染者并没有很快出现健康问题，事实上，由于当时这个地区居民平均寿命极低，感染者很可能在发病前就因为其他原因去世了。感染者把艾滋病通过性接触传播给了其他人。那时候当地原住民的性观念比较开放，艾滋病就通过性传播的途径在当地缓慢地蔓延，最终在 1916 年左右，被某个携带者带到了艾滋病传播过程中第一个重要中转站——利奥波德维尔，也就是现在的金沙萨。

利奥波德维尔在 1920 年成为比利时殖民地刚果的首都，人口增加极为迅速，1908 年，该市人口仅不到 1 万人，1960 年增加到 40 万。大量的移民和男女比例失衡，导致当地性交极为活跃，这大大促进了艾滋病的传播。但人口增加和性途径传播并不足以解释艾滋病短时间内大面积蔓延的原因。科学家分析认为，艾滋病在利奥波德维尔的大规模暴发，缘于一种高效的传播工具：注射器针头。

1921~1959 年，许多殖民地医疗机构在当地出于良好的愿望开展了通过注射药物治疗热毒疾病的工作。注射器在 1920 年开始大规模生产，1930 年全球产量达到 300 万支，已经在全世界广泛使用，但并非一次性使用。对于那些中非地区的医生而言，注射器更是极为珍贵和短缺。1917~1919 年，法国医生尤金·亚莫用 6 支注射器治疗了 5347 名锥虫病患者，平均每个注射器要给 900 名患者使用。1937 年，仅在刚果，医务人员就注射了 588086 支针对锥虫病的药剂。至于治疗其他疾病的药剂更是难以计算。

这种巨大的工作量使得医生根本没有时间给注射器和针头做严格的消毒。一名比利时医生在 1953 年写道："刚果有许多医疗机构，当地的护士每天要进行几十次甚至几百次注射，这种情况下根本不可能对针头和注射器进行严格消毒。"

1929 年，刚果红十字会在利奥波德维尔东边建立了一家诊疗性病的诊所，向前来治疗性病的男女开放。20 世纪 30 年代到 40 年代，这家诊所每年用药量超过 47000 支注射剂，其中 1953 年一年时间，就使用了 146800 支注射剂，平均每天 400 支。接受注射的很多是妓女和有多个性伙伴的"热情女士"。和其他诊所一样，所有的注射器和针头都是经过简单清洗后重复使用，根本没有进行严格消毒。

就在注射器把利奥波德维尔变成一个沸腾的 HIV 大锅之际，病毒向美洲传播的机会到来了。

1960 年 2 月，原为比利时殖民地的刚果独立，成立刚果共和国。被殖民多年的刚果在获得独立后未能控制好国内极端的民族情绪，出现了对白人的歧视乃至敌视，上万名白人被迫离开刚果。

爱国愤青们过足了爱国瘾之后，发现一个严重的问题：刚果的专业人员和知识分子几乎全走了，全国只剩下几名教师，而医生干脆一个都没有了。大家要回到原始社会了。

刚果政府赶紧向世界卫生组织和联合国求援，寻求医务人员、教师及其他技术人员帮助。找来找去，找到了与美国相距不远的海地。海地以黑人为主，和刚果一样讲法语，而且国家很穷，老百姓也不怕吃苦，不嫌待遇低。这么物美价廉的援助到哪里去找啊？于是大量的海地人来到刚果工作。

问题是利奥波德维尔的海地人很多是单身男子，日子久了难耐寂寞，难免拈花惹草，HIV 病毒就这样传播到了海地人身上。

1965 年，蒙博托上台，觉得刚果的知识分子够用了，又开始排外，于是海地人只好离开刚果回国。HIV 病毒就这样被带到了第二个重要中转站：美洲加勒比海地区。根据基因分析，HIV 病毒传入海地的时间大概是 1966 年，毒株是 HIV-1 病毒 M 组的亚型 B。

进入海地的 HIV 病毒传播极为迅猛，这和当时海地的一项出口商品有关：血浆。

当时的海地极为贫穷，为了创汇，丧心病狂的海地独裁政府竟然和利欲熏心的美国商人合作，做起了出口血浆的生意。他们以每升 3 美元的低廉价格让海地人卖血，然后把血浆出口到美国迈阿密。当时海地每月的血浆出口量达到了五六千毫升。

采血自然离不开注射器和针头，而利欲熏心的吸血鬼商人又怎么可能重视献血者的健康，进行严格的消毒或者使用一次性针具？再加上当时人们对艾滋病一无所知，更没有有效的检测手段，艾滋病的大规模传播，也就成了必然。

1969 年左右，HIV 病毒终于登陆美国。研究结果表明：HIV 病毒进入美国的源头，很可能就是来自海地的某袋血浆。

与 HIV 病毒初次亲密接触的美国当时是什么状况呢？此时，以非婚性行为、开放式婚姻、同性恋婚姻、在公众场合裸体等为内容的美国性解放运动如火如荼，同性恋运动方兴未艾，毒品泛滥成灾。

这一切为艾滋病的传播提供了近乎完美的条件。

1981 年 6 月 5 日，美国疾病控制中心首次报道了在男性同性恋中发生的获得性免疫缺陷综合征（艾滋病）。

1983 年，法国巴斯德研究所成功分离了艾滋病的病原体——人类免疫缺陷病毒（HIV）。

2015 年，全球约有 3690 万人携带艾滋病病毒。而全世界科学家全力研发的艾滋病疫苗，距成功依然遥遥无期。

1985 年 6 月，艾滋病登陆中国，一名阿根廷游客在入住协和医院不久后死亡，后被证实为中国境内出现的第一例艾滋病。

此后，艾滋病在中国的传播，完整地重演了从非洲到美国的模式。

1989 年，大批云南吸毒者导致艾滋病暴发，共计发现 146 例传染者，感染原因是共用注射器。这是利奥波德维尔模式。

20 世纪 90 年代，河南、安徽、湖北等中部地区的卖血群体集中暴发艾滋病疫情。有报道称感染者高达 25 万人，河南一带出现大量艾滋病村庄。这是海地模式。

2015 年，性传播造成的新增 HIV 病毒感染人数占比 92.5%，成为 HIV 病毒最主要的传播途径。其中，男男同性性行为传播占比从 0.3% 激增至 27.2%，增长近 91 倍，而同时期的异性性行为传播增长为 6 倍。这是美国模式。

2015 年 6 月 30 日，中国累计报告艾滋病感染病例 715051 例，死亡169300人。艾滋病的传播呈现低龄化趋势，由传统的高危人群向普通人群扩散，学生群体成为重灾区！

历史相似得令人心碎，而更令人心碎的是，历史明明就摆在那里，我们却未能吸取教训！

图书在版编目（CIP）数据

八卦医学史. 2 / 烧伤超人阿宝著. -- 厦门 : 鹭江
出版社，2017.2

ISBN 978-7-5459-1296-8

Ⅰ. ①八… Ⅱ. ①烧… Ⅲ. ①医学史—世界—普及读
物 Ⅳ. ①R-091

中国版本图书馆CIP数据核字（2016）第309205号

咪咕数媒 联合策划

BAGUA YIXUESHI 2

八卦医学史2

烧伤超人阿宝 著

出版发行：海峡出版发行集团
　　　　　 鹭 江 出 版 社
地　　址：厦门市湖明路22号　　　　　　　**邮政编码**：361004
印　　刷：北京市十月印刷有限公司
地　　址：北京市通州区马驹桥北口民族工业园9号　　**邮政编码**：101102
开　　本：880mm×1230mm　1/32
插　　页：2
印　　张：8.625
字　　数：168千字
版　　次：2017年2月第1版　2017年2月第1次印刷
书　　号：ISBN 978-7-5459-1296-8
定　　价：42.00元

如发现印装质量问题，请寄承印厂调换。

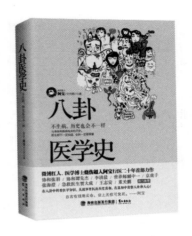

与疾病有关的历史，医生都不一定知道！在八卦中科普医学知识，从故事里扒出历史真相，在真相中省察人性和人心！张羽、谭先杰、李清晨、顾中一、京虎子、张海澄、贾大成、王志安、董关鹏鼎力推荐！

书　　　名：八卦医学史：不生病，历史也会不一样
作　　　者：烧伤超人阿宝（宁方刚）
书　　　号：ISBN 9787545909869
中图分类号：R-091
类　　　别：畅销、医学科普
定　　　价：39.80 元
上市日期：2015 年 10 月
出 版 社：鹭江出版社
开　　　本：32 开
版面字数：156 千字
页　　　数：256 页
读　　　者：普通读者，尤其科普爱好者

编辑推荐

1. 一本让你脑洞大开、讲述名人死得明白的书！
2. 读一遍，捧腹大笑，脑洞大开；读两遍，刷新史观，警醒人生！
3. 与身体和疾病有关的历史，医生都不一定知道，全民一定看得懂！

内容简介：

埃及艳后的死跟毒蛇无关，而是未能继续"克夫"；
打败拿破仑的除了俄军和严冬，还有斑疹伤寒；
维多利亚女王携带的血友病基因改变了俄国的历史；
终结第一次世界大战的，除了枪炮，还有西班牙流感；
吴佩孚不是被日本人谋杀，而是死于一种牙科并发症；

……

新浪微博红人 @烧伤超人阿宝 从医学角度，犀利晓畅地解读了一系列中外历史人物、历史事件及文学作品人物，在浩瀚的历史中探求真相，在香艳的八卦中普及医学知识。即使你是饱读诗书、满腹经纶的文史爱好者，在你熟悉的文史领域里，有着你所不知道的、与疾病有关的历史。可能，这些医生都不一定知道。书中所写看似一些趣味盎然的小故事，实则处处流淌着医者的人文情怀。